VIDEO HEAD IMPULSE TEST
for Clinicians

임상의를 위한
비디오 두부충동검사

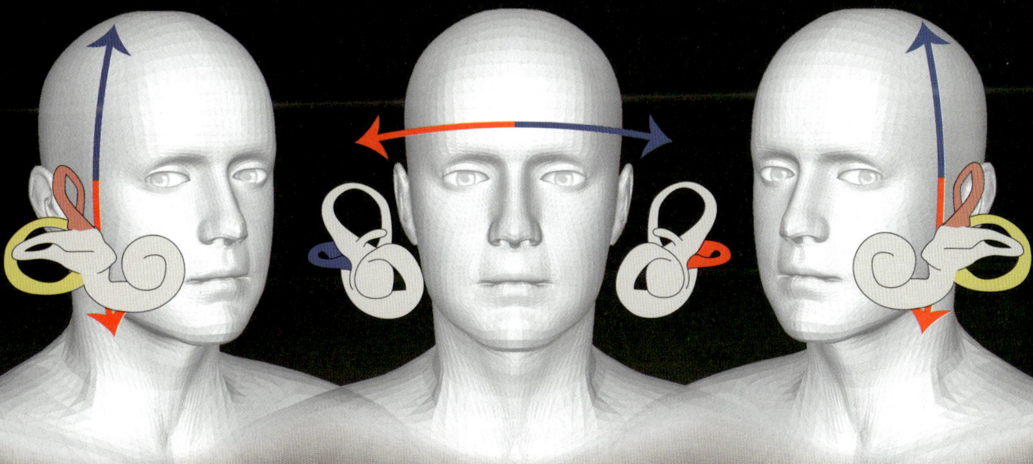

대한이과학회
Korean Otological Society
1990KOS

대한이과학회는 인류 귀건강을 위해 헌신한다.

발간사

어지럼 환자에게서 두부충동검사는 양측 6개의 반고리관의 기능을 개별적으로 안구운동을 통해 확인할 수 있는 검사입니다. 최근 안구추적기기의 발달로 인하여 비디오를 이용한 두부충동검사가 가능하게 되었으며, 이로 인하여 과거 눈으로 확인할 때에 비하여 획기적으로 정확하게 반고리관 자극에 대한 비정상적인 안구의 단속운동을 확인할 수 있습니다. 비디오두부충동검사는 중추성 어지럼을 감별할 수 있는 중요한 방법으로 어지럼 환자 진료에 필수 검사로 자리 잡게 되었으며, 우리나라에서도 널리 사용되고 있습니다.

대한이과학회 산하 어지럼연구회는 어지럼에 대한 학술연구와 교류 및 보급에 최선을 다하고 있습니다. 이에 비디오두부충동검사의 검사 원리와 지표부터 각 질환에 대한 적용까지를 포함하는 '임상의를 위한 비디오두부충동검사'를 어지럼연구회원의 노력으로 만들게 되었습니다.

또한 어지럼에 대한 한 가지 검사로서의 비디오두부충동검사는 본질적으로 각 질환별로 검사가 갖는 장단점이 있으며, 다른 검사와 결과를 해석할 때 기본적으로 고려할 사항도 있어 이를 모두 책자에 포함하여 검사를 시행하는 데 불편함이 없도록 하였습니다. 또한 검사를 실제로 시행할 때 부딪히는 문제들에 대한 해결 방안도 추가하였습니다.

어지럼연구회에서 처음 제작하는 실용서인 '임상의를 위한 비디오두부충동검사' 책자가 우리나라 어지럼 질환을 이해하고 환자를 진료하는 데 작은 도움이 되기를 희망합니다.

2019년 1월
대한이과학회 회장
대한어지럼연구회 회장
채성원

편집위원회

차례

CHAPTER 01

비디오두부충동검사의 원리와 이해

학습목차

최지은, 정재윤

1.1 서론

두부충동검사(head impulse test)는 Halmagyi와 Curthoys[1]에 의해 처음 보고된 이래, 반고리관에 의한 전정안반사(vestibulo-ocular reflex, VOR)를 평가할 수 있는 유용한 검사방법이다.[2] 기존의 온도안진검사(caloric test)와 회전의자검사(rotary chair test)는 저주파영역의 전정안반사를 평가하는 반면, 두부충동검사는 일상생활 중 사용되는 고주파영역(1~5 Hz)의 전정안반사를 평가한다(그림 1.1). 일상 생활에서의 머리의 움직임 주파수는 0.5~7.0 Hz를 보이는데, 머리 움직임에 따른 시야의 흔들림을 방지하기 위해 전

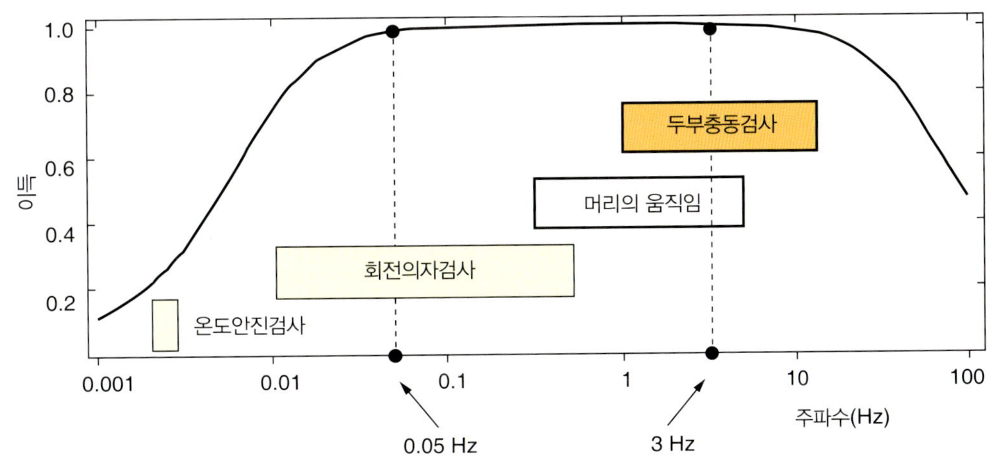

그림 1.1 주파수별 전정안반사 이득. 온도안진검사는 저주파수(0.002~0.004 Hz)의 회전자극, 회전의자검사는 중주파수(0.01~0.64 Hz)의 회전자극, 두부충동검사는 고주파수(1~5 Hz)의 회전자극을 이용한 검사이다. (modified from Kamran Barin, PhD)

정안반사뿐만 아니라 원활추종운동(smooth pursuit)과 시선이동눈운동(optokinetic eye movement)이 관여하게 된다. 전정안반사의 효율적인 반응은 0.3~3 Hz(최대 10 Hz)의 머리 움직임 영역에서 나타나며, 100°/초 이하, 1 Hz 이하의 느린 움직임에 대해서는 전정안반사뿐 아니라 눈운동반사(optokinetic reflex, OKN)도 관여하므로[3,4] 기존의 온도안진검사 및 회전의자검사의 경우 순수한 전정안반사를 검사하기 위해서는 암시야 조건에서 측정해야 한다. 따라서, 낮은 주파수 자극에 대한 기존 검사들에 비해 두부충동검사는 높은 각속도에 대한 짧은 시간의 반응을 측정하기 때문에 밝은 곳에서 목표물을 주시하면서 검사하더라도 순수한 전정안반사의 효율적인 반응을 평가할 수 있다.

두부충동검사는 특별한 장비없이 육안으로 간단하게 시행할 수 있으며, 주로 가쪽반고리관에 의한 전정안반사의 기능을 평가한다. 환자의 머리를 30° 앞으로 숙이게 하여 검사할 가쪽반고리관의 평면이 지면과 평행이 되도록 유지한 후, 전방의 목표점을 주시하고 있는 상태에서 머리를 좌측 또는 우측으로 10~20° 정도 빠르게 회전시킨다. 만약 교정성신속안구운동(corrective saccade)이 육안적으로 관찰된다면 유발되는 방향의 전정기능의 소실이 있음을 의미하는 정성적 검사방법이다. 하지만, 교정성신속안구운동이 머리 움직임 중간에 발생하는 경우(covert saccade) 나안으로 관찰하는 것이 용이하지 않고, 전정안반사의 이득값을 정량적으로 측정하는 데 어려운 단점이 있었다. 최근 비디오 두부충동검사(video HIT, vHIT)의 도입으로, 나안으로 평가가 어려웠던 비현성신속안구운동(covert saccade)을 기록하고 전정안반사의 이득을 세 개의 반고리관별로 정량적인 계측이 용이해지면서 임상적인 활용도가 커지고 있다.

1.2 두부충동검사의 원리

(1) 반고리관의 해부생리

반고리관(semicircular canal, SCC)은 가쪽반고리관(lateral SCC), 앞반고리관(anterior SCC), 뒤반고리관(posterior SCC)으로 이루어져 있고, 앞, 뒤반고리관을 수직반고리관(vertical canal)이라 한다. 각 반고리관은 상호 직각을 이루는 삼차원의 평면상에 위치하는데, 가쪽반고리관은 수평면으로부터 30° 기울어져 있고, 앞반고리관은 수직면으로부터 41° 전외방, 뒤반고리관은 수직면으로부터 56° 후외방에 위치하여 수직반고리관은 동일 평면상에 위치한다.[5]

반고리관의 한쪽에 위치한 팽대부(ampulla) 내에는 유모세포(hair cell)가 모여서 분포하고 있는 말안장 모양의 팽대부릉(crista ampullaris)이 있으며, 유모세포로부터 돌출한 섬모들은 팽대부릉정(cupulla)이라 불리는 젤라틴 덩어리로 덮인 상태에서 내림프의 유동에 의해 섬모의 움직임을 유발하여 물리적 자극을 전기현상으로 전환시키는 감각수용기 역할을 한다. 유모세포는 1개의 운동섬모(kinocilium)와 50~70개의 부동섬모(stereocilium)을 가지고 있고, 운동섬모를 중심으로 부동섬모가 긴 것부터 짧은 순서로 일정하게 배열되어 있으며, 각 섬모의 첨부는 tip-link라는 작은 필라멘트로 연결되어 탄

력성을 갖는다. 머리가 회전하면 반고리관의 내림프는 관성에 의하여 머리 회전의 반대방향으로 이동하여 섬모의 움직임을 초래한다. 부동섬모가 운동섬모측으로 구부러질 때 부동섬모와 운동섬모의 첨부에서 mechanical gated K^+ channel을 열어서 내림프액으로부터 K^+이 세포내로 유입되어 세포막을 탈분극시키고, 이 탈분극은 유모세포의 기저부에서 voltage gated Ca^{2+} channel을 열어 세포내로 Ca^{2+} 유입을 초래하여 신경전달물질을 유리하므로 흥분성 신호를 전달한다. 반대로 부동섬모가 운동섬모로부터 멀어지면 유모세포의 기저부에서 K^+ channel이 열려서 K^+이 세포내로부터 외부로 유출되어 mechanical gated K^+ channel이 닫히면서 과분극이 되어 억제신호를 전달한다. 양측의 전정계는 안정시에 100spikes/sec의 전기신호를 발생하지만 회전자극에 의하여 한쪽이 흥분하면 반대측은 억제된다(그림 1.2).[6]

각 유모세포에서 운동섬모는 가쪽반고리관의 경우 팽대부에서 원위부쪽으로, 즉 난형낭쪽에 위치하지만, 수직반고리관은 팽대부에서 근위부쪽, 즉 반낭형낭쪽에 위치한다. 따라서, 가쪽반고리관에서는 내림프가 팽대부 쪽으로 이동하면(ampullopetal or utriculopetal flow; 난형낭 방향) 부동섬모가 운동섬모 쪽으로 구부러져 흥분하고, 내림프가 팽대부의 반대쪽으로 이동하면(ampullofugal or utriculofugal flow; 난형낭 반대 방향) 부동섬모가 운동섬모로부터 멀어지기 때문에 억제된다. 즉, 머리가 우측으로 회전하면 내림프는 좌측으로 이동하여 우측 가쪽반고리관에서는 내림프가 팽대부 원위부로 이동하므로 흥분을 초래하고, 좌측 가쪽반고리관은 내림프가 팽대부 근위부로 이동하여 억제를 초래한다. 그러나 수직반고리관은 섬모의 배열이 가쪽반고리관과는 정반대로 구성되어 있어서 내림프가 낭형낭 반대 방향 쪽으로 이동하면 흥분하고, 난형낭 쪽으로 이동하면 억제된다. 한쪽 가쪽반고리관과 반대측 가쪽반고리관, 한쪽 앞반고리관과 반대측 뒤반고리

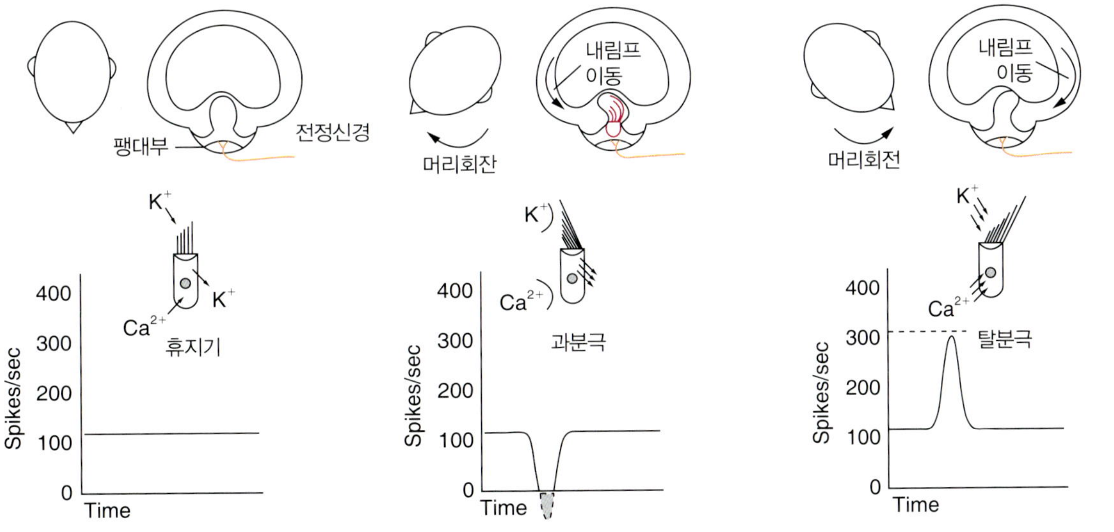

그림 1.2 좌측 유모세포의 신호변환. 내림프의 유동에 의해 부동섬모가 운동섬모 방향으로 이동하면 이온통로가 열려서 유모세포는 흥분신호를 발생하고, 부동섬모가 운동섬모로부터 멀어지면 이온통로는 닫혀서 억제신호를 발생한다.

관, 한쪽 뒤반고리관과 반대측 앞반고리관은 각각 동일한 평면상에 위치하면서 섬모의 배열상 때문에 한쪽이 흥분하면 반대측은 억제되는 반응을 보이는데 이를 반고리관의 형태학적 극성(morphological polarity)에 의한 기능적 극성(functional polarity)의 차이라 하며, 이들은 기능적 짝(functional pair)이라 한다. 이처럼 기능적 짝을 갖는 반고리관들의 상호 반대 반응(한쪽이 흥분하면 반대측이 억제되는 길항적인 반응)을 밀고-당기기 반응(push-pull reaction)이라고 한다(그림 1.3).

(2) 전정안반사(vestibulo-ocular reflex, VOR)

전정안반사는 머리의 움직임에 대한 보상적인 안구운동을 유발하는 반사로, 반고리관이 담당하는 회전운동에 대한 각전정안반사(angular VOR)와 이석기관이 담당하는 선형운동에 대한 선전정안반사(linear VOR)로 구분될 수 있다. 두부충동검사는 기본적으로 머리회전 시 머리회전 속도와 동일하게 반대방향으로 안구를 움직여서 선명한 시각을 유지하는 각전정안반사를 평가하는 검사이다. 전정안반사는 직접회로(direct pathway)와 간접회로(indirect pathway)로 나뉘는데, 직접회로는 전정신경, 전정신경핵 및 안구운동핵의 세 가지 신경원궁(three neuron arc)으로 구성되며 10 msec 이내의 짧은 잠복기를 보여 신속하게 안구운동을 유발할 수 있다.[8] 머리 회전운동의 종료 시 안구의 위치가 고정되기 위해서는 안구위치에 대한 정보가 필요한데 이는 머리 회전속도 정보로부터 수학적인 적분에 의해 얻어질 수 있으며, 소뇌, 방중교뇌망상체(paramedian pontine reticular formation, PPRF), 설하전신경핵(nucleus prepositus hypoglossi, NPH) 등을 포함하는 다시냅스성

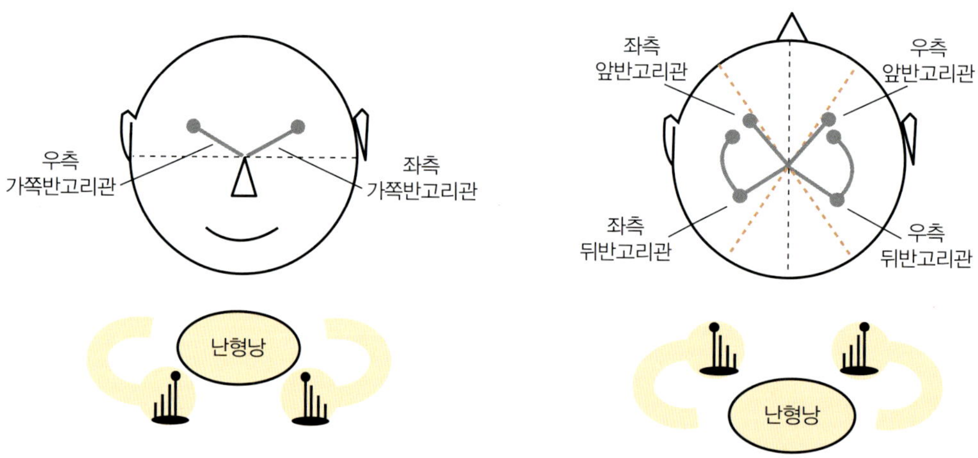

그림 1.3 반고리관의 기능적 짝(functional pair) 및 밀고-당기기 반응(push-pull reaction). 양쪽 가쪽반고리관, 좌측 앞반고리관과 우측 뒤반고리관, 좌측 뒤반고리관과 우측 앞반고리관이 각각 같은 평면상에 위치해 이들 각 쌍은 기능적 짝을 이룬다. 가쪽반고리관은 운동섬모가 난형낭 쪽에 위치하기 때문에 내림프가 난형낭 방향으로 유동하면 흥분하고, 수직반고리관인 앞, 뒤반고리관은 운동섬모가 난형낭과 반대 방향에 위치하기 때문에 내림프가 난형낭으로부터 멀어지는 방향으로 유동하면 흥분한다. 따라서 기능적 짝을 이루는 반고리관은 회전자극에 의해 한쪽 반고리관이 흥분하면 반대측은 억제되는 밀고-당기기 반응을 유발한다. (modified from Park[7])

경로(polysynaptic pathway)인 간접전정신경로를 통해 일어난다.

1) 직접회로

직접회로의 세 가지 신경원궁은 전정신경, 전정신경핵 및 안구운동핵으로 구성된다. 내전정핵의 2차 전정신경원(secondary vestibular neuron)은 제1형 신경원과 제2형 신경원으로 나눌 수 있는데, 기능적으로 제1형은 흥분성, 억제성 두 종류가 있지만 제2형은 억제성 한가지 종류만 있으며 동측의 흥분성 제1형 및 억제성 제1형 신경원 모두를 억제한다. 동측의 반고리관의 흥분은 반대편 제2형 신경원을 자극하여 반대편의 흥분성 제1형 신경원을 억제하게 된다. 따라서, 머리의 회전이 일어나면 동측의 반고리관으로부터 흥분신호가 전달되어 흥분성 제1형 신경원이 흥분되고, 반대측의 반고리관으로부터 전달된 억제신호로 인해 동측의 제2형 신경원의 억제가 동시에 일어나 흥분성 제1형 신경원의 흥분이 증대된다. 이러한 교차섬유의 억제(commissural inhibition)를 통해 전정안반사의 감수성을 높이고 이득을 증가시킨다(그림 1.4). 예를 들어, 머리를 좌측으로 회전시키면 좌측 가쪽반고리관에서는 운동섬모를 향해 부동섬모가 움직이게 되어 흥분이 유도되나, 우측 가쪽반고리관에서는 운동섬모에서 부동섬모가 멀어지므로 억제가 유도된다. 좌측 반고리관에서 유도된 흥분 자극은 좌측 내전정핵으로 전달되고 제1형 신경세포가 흥분된다. 좌측의 억제성 제1형 신경원의 섬유는 좌측의 외전신경핵(abducens nucleus)을 억압하여 좌측의 외직근

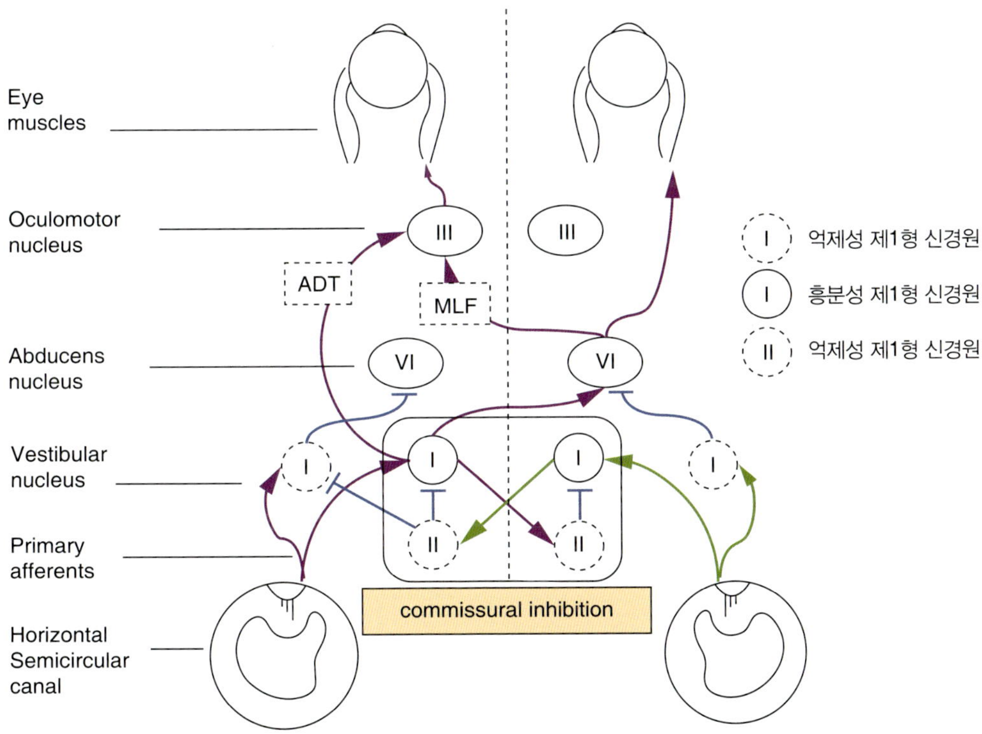

그림 1.4 **전정안반사의 직접회로.** ADT: ascending tract of Deiter, MLF: Medial longitudinal fasiculus

을 이완시킨다. 한편 흥분성 제2형 신경원의 흥분섬유는 반대편으로 교차하여 우측 외전신경핵과 우측의 제2형 신경원을 흥분시킨다. 우측 외전신경핵으로 들어온 섬유는 우측 외직근을 수축시키는 동시에 좌측 내측종속(medial longitudinal fasiculus, MLF)을 따라 주행하여 좌측 동안신경핵으로 전달되어 좌측 내직근을 수축시킨다.

2) 반고리관과 외안근의 연결

각각의 반고리관의 자극은 해당 반고리관의 평면과 유사한 쪽으로 안구의 운동을 유발하게 된다(그림 1.5). 수평 전정안반사(horizontal VOR)를 담당하는 흥분성 경로는 크게 두 가지이다. 하나는 내측 전정신경핵을 거쳐 Deiter상행로(ascending tract of Deiter, ATD)를 통해 동측의 내직근 아핵으로 향하는 신경로이다.[9] Deiter상행로는 내측종속의 바로 바깥쪽에 위치하며, 외측 전정신경핵과 동안신경핵, 내직근(medial rectus, MR) 아핵을 연결한다. 다른 하나는 반대편 외전신경핵으로 향하는 경로로 외전신경핵에 전해진 자극은 운동신경원을 통해 외직극(lateral rectus, LR)을 수축시키는 역할을 한다. 또한 외전신경핵 내의 중간신경원(interneuron)은 가쪽반고리고관으로부터 자극을 받아 반대편 내측종속을 통해 내직근 아핵을 흥분시키므로, 한쪽 가쪽반고리관에 대한 자극은 반대측 외직근 및 동측 내직근을 수축시켜, 눈이 반대쪽으로 돌아가게 한다.

수직 전정안반사는 앞반고리관과 뒤반고리관에 대한 자극에 의해 발생하며, 내측 전정신경핵을 거쳐 반대편 내측종속을 경유하여 외안근으로 전달된다. 앞반고리관에 대한 자극은 반대편 내측종속을 따라 동안신경핵으로 가서 동측의 상직근(superior rectus, SR) 및 반대편의 하사근(inferior oblique, IO)을 수축시켜, 양안의 상전(elevation) 및 반대편으로의 회선(torsional)운동을 일으킨다.[10] 뒤반고리관에 대한 자극은 내측종속을 따라 동안

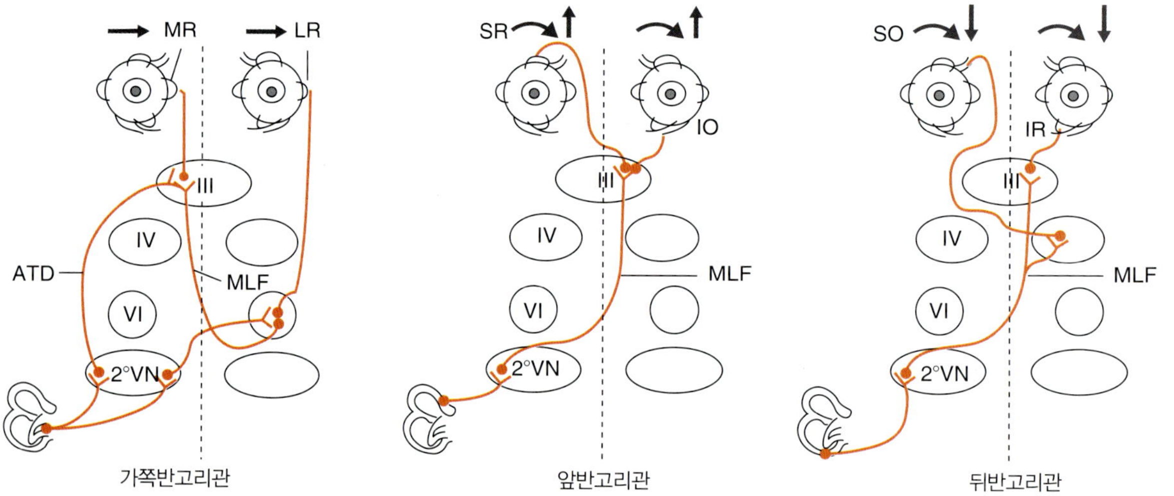

그림 1.5 반고리관과 외안근의 연결. ADT: ascending tract of Deiter, MLF: Medial longitudinal fasiculus, III: oculomotor neuron, IV: trochlear neuron, VI: abducens neuron, MR: medial rectus muscle, LR: lateral rectus muscle, SR: superior rectus muscle, IR: inferior rectus muscle, SO: superior oblique muscle, IO: inferior oblique muscle

신경핵 및 활차신경핵(trochlear nucleus)으로 전달되어 동측의 상사근(superior oblique, SO) 및 반대편의 하직근(inferior rectus, IR)을 수축시켜 양안의 하전(depression) 및 반대편으로의 회선운동을 발생시킨다.

3) 간접회로

머리회전운동의 종료 시 안구의 위치가 고정되기 위해서는 원래의 위치로 안구를 돌이키려는 복원력(elastic force)을 이길 수 있는 힘이 있어야 한다. 이를 위해서는 안구위치에 대한 정보가 필요한데, 머리 회전속도 정보로부터 수학적인 적분에 의해 얻어질 수 있다. 이를 수행하는 곳이 뇌간에 위치하고 있는 신경적분체(neural integrator, NI)이며, 수평운동은 Nucleus prepositus hypoglossi (NPH)와 내전정신경핵에, 수직 및 회전운동은 interstitial nucleus of Cajal에 위치한다. 즉, 신경적분체는 직접 전정안반사를 통해 전달받은 속도 정보를 적분하여, 운동신경원(motorneuron)으로 목표 지점의 위치에 대한 정보를 전달해주는 중계역할을 하며 이를 간접 전정안반사라고 한다(그림 1.6). 따라서, 운동신경원은 안와의 관성과 점성력(viscous drag)을 극복하면서 안구운동을 일으키기 위해 직접회로를 통한 위상성(phasic)신경지배를 받고, 중심으로 향하는 복원력에 대항하여 안구를 고정시키기 위해 간접회로를 통한 긴장성(tonic)신경지배를 받는다.

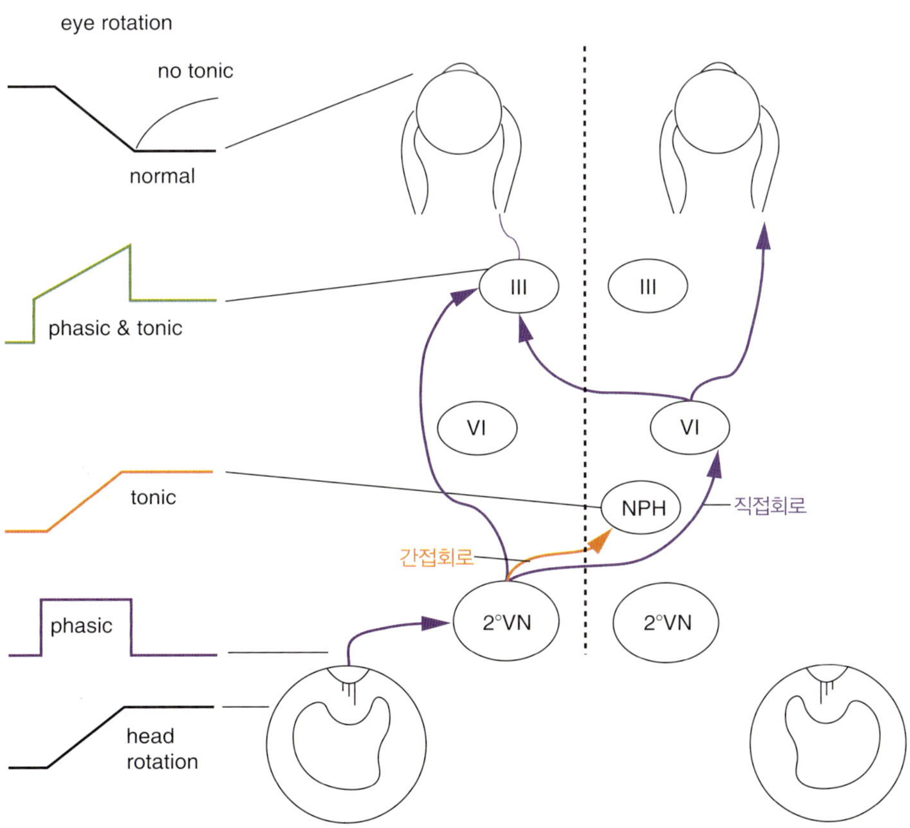

그림 1.6 전정안반사의 간접회로. NPH: Nucleus prepositus hypoglossi

(3) 교정성신속안구운동

두부충동검사는 전정신경계에 의한 전정안반사에 장애가 있는 경우 주시 유지를 위해서 extra-vestiblar mechanism을 통한 교정성신속안구운동을 관찰하는 것이 검사의 핵심이 된다. 전정안반사의 장애가 있을 때 관찰되는 교정성신속안구운동의 잠복기는 머리움직임으로부터 통상 50~150 msec 이후에 발생함으로써 일반적으로 시각이나 기억에 의해 유발된 신속운동(visually guided/memory-guided saccades)의 잠복기(약 200 msec)보다 짧다.[11,12] 이러한 짧은 잠복기를 가진 교정성신속안구운동은 전정신경계에 의해 유발되는 것(vestibular triggered)으로 생각된다.[11] 교정성신속안구운동은 크게 두부충동검사 시행 시 머리의 움직임이 멈춘 후 발생하여 비교적 육안으로 관찰이 쉬운 현성신속안구운동(overt saccade)과 전정안반사와 동시에 머리의 움직임이 멈추기 전에 이루어짐으로써 육안으로 관찰이 어려운 짧은 잠복기를 가진 비현성신속안구운동(covert saccade)으로 나눌 수 있다.

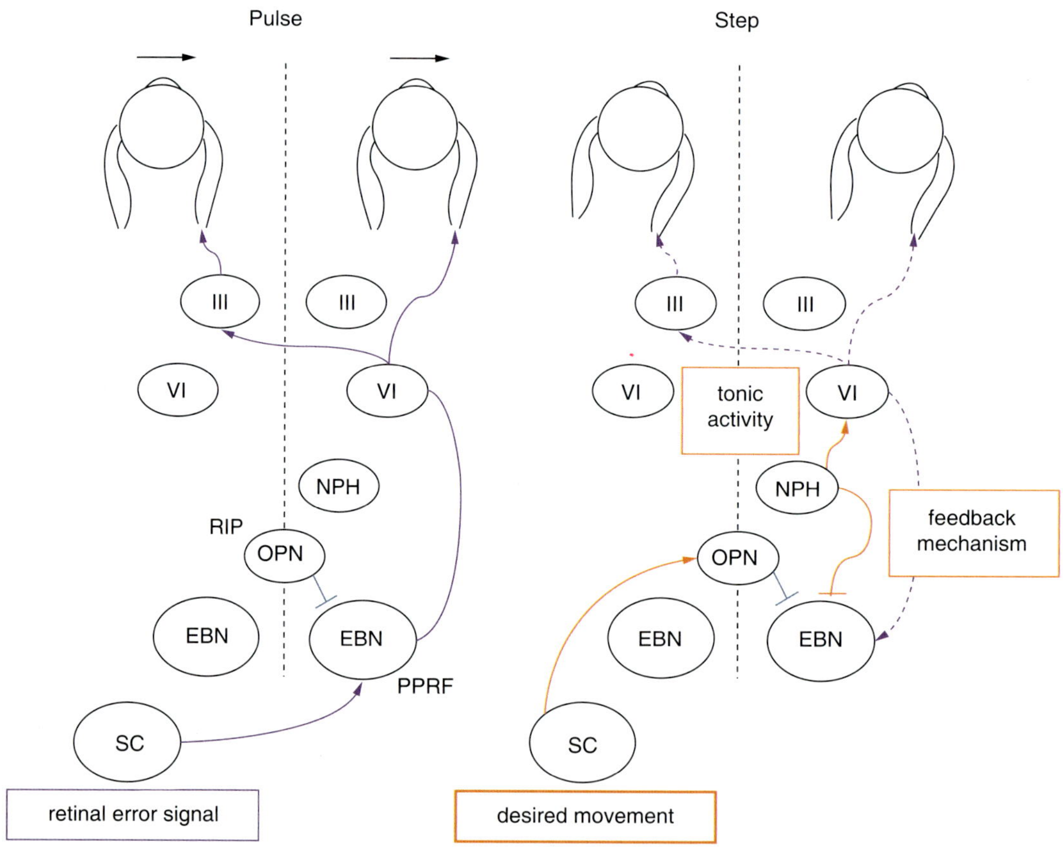

그림 1.7 교정성신속단속운동. RIP: nucleus raphe interpositus, PPRF: paramedian pontine reticular formation, EBN: excitatory burst neurons, OPN: omnipause neuron, NPH: Nucleus prepositus hypoglossi, SC: superior colliculus

교정성신속안구운동은 물체의 상과 중심오목(fovea) 사이의 거리(retinal error signal)에 의해 유발되며, 상구(superior colliculus)를 통해 전달된다(그림 1.7). 신속안구운동은 안구운동신경에 대한 pulse-step양상의 신경변화로 설명하는데, pulse는 안와의 점성력을 극복하면서 안구를 새로운 위치로 이동시키기 위해서 안구의 이동 속도에 대해(velocity command) 매우 빠른 빈도로 폭발적으로 흥분하는 것을 말한다. Step은 안구가 이동한 후에 안구의 위치에 대해 안구의 탄성력에 대항하여 외안근을 일정 정도로 수축하는 신경 흥분을 말한다. 수평 방향의 신속안구운동에 대한 pulse는 교뇌 방중 망상체(paramedian pontine reticular formation, PPRF)에 있는 burst 세포들이 담당하고, 수직 방향의 교정성 신속안구운동에 관여하는 burst 세포는 내측 종속 문측 사이핵(rostral interstitial nucleus of medial longitudinal fasciculus, riMLF)에 위치한다. 신속안구운동이 일어나는 동안에는 안구운동신경들이 폭발적으로 흥분하는데, burst 세포는 보통 때는 가만히 있다가 운동신경들이 흥분하기 직전에 빠른 빈도로 흥분하는 특성을 보인다. 평상시에는 nucleus raphe interpositus에 위치하는 omnipause 신경세포가 burst 신경세포를 긴장성으로 억제하며, burst 신경세포가 흥분하기 직전에 흥분을 멈춘다. 교정성신속안구운동에 의해 물체의 상이 중심오목에 맺히면 신경 적분체에 의해 안구의 위치가 고정된다. 신경 적분체는 안구의 운동 속도에 대한 신호(pulse)를 위치에 대한 신호(step)로 바꾸어 운동신경에 전달한다. 신경 적분체를 통해 운동신경원은 긴장성(tonic)신경지배를 받고, 안구위치에 대한 되먹임기전(feedback mechanism)과 omnipause 신경세포에 의해 burst 신경세포가 억제된다.

1.3 일측 말초성 전정신경병증에서의 전정안반사

양측 말초전정신경은 안정기에도 약 90 spikes/sec의 안정기흥분도(resting firing rate)를 가지고 있으며, 일측 말초성 전정신경병증이 발생하면 병측에서는 안정기 흥분도가 감소하고, 건측에서는 정상적인 안정기흥분도가 유지된다. 예를 들어, 그림 1.8과 같이, 우측 말초성 전정신경병증이 있는 경우 우측 전정신경핵의 구심성 신호가 소실되면서 상보적 위치에 있는 좌측 전정신경핵의 긴장도는 상대적으로 커진다. 양쪽 전정신경핵의 흥분성의 차이로 인해 환자가 가만히 있는 상태에서도 머리가 좌측으로 회전할 때와 같은 안구운동이 발생한다(그림 1.8.A). 환자가 머리를 건측(좌측)으로 회전하면, 건측의 전정신경핵은 회전자극에 대해 흥분성 신호를 우측의 동안신경핵과 좌측의 외전신경핵에 전달하여 우측의 외직근과 좌측의 내직근을 수축시킨다. 하지만 상보적 위치에 있던 병병측(우측)의 억제성 신호전달이 소실되어 교차섬유를 통한 억제가 유지되어 전정안반사의 이득이 감소될 수 있다. 이러한 경우 일측 말초성 신경병증에서 건측으로 머리를 회전시켜도, 감소된 이득만큼 보상성 신속안구운동(compensatory saccade)이 발생할 수 있다(그림 1.8.B).

전정계 회전속도에 대한 민감도는 약 0.5 spikes/°/sec으로 180°/sec의 회전속도에서 억제성 자극은 거의 0으로 떨어진다. 따라서, 일측 말초성 전정신경병증의 경우 환자가 머리를

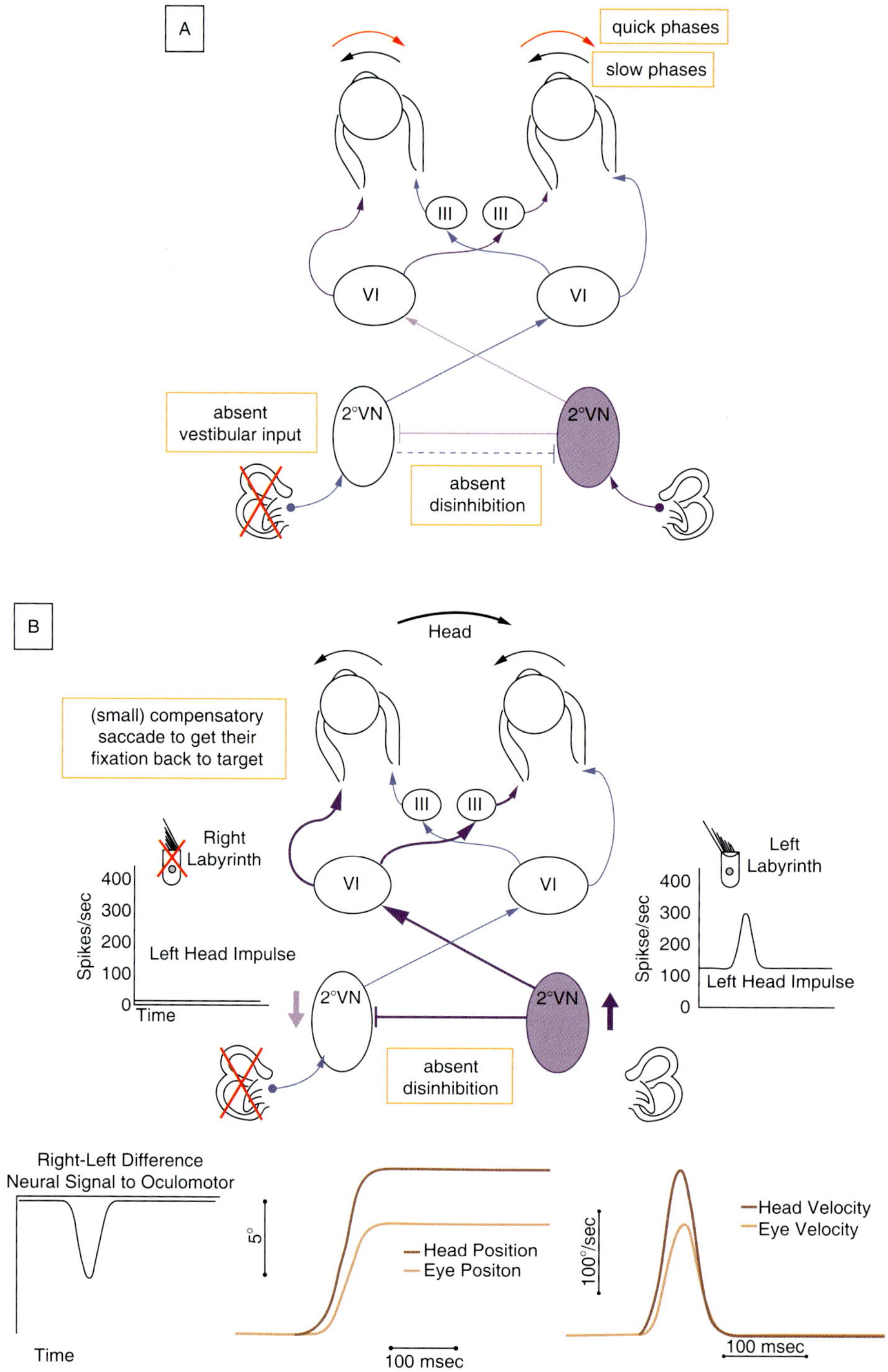
A
quick phases
slow phases
III
III
VI
VI
absent
vestibular input
2°VN
2°VN
absent
disinhibition
B
Head
(small) compensatory
saccade to get their
fixation back to target
III
III
Right
Labyrinth
400
300
200
100
0
Spikes/sec
Left Head Impulse
Time
VI
VI
Left
Labyrinth
400
300
200
100
0
Spikse/sec
Left Head Impulse
2°VN
2°VN
absent
disinhibition
Right-Left Difference
Neural Signal to Oculomotor
Time
5°
Head Position
Eye Positon
100 msec
100°/sec
Head Velocity
Eye Velocity
100 msec

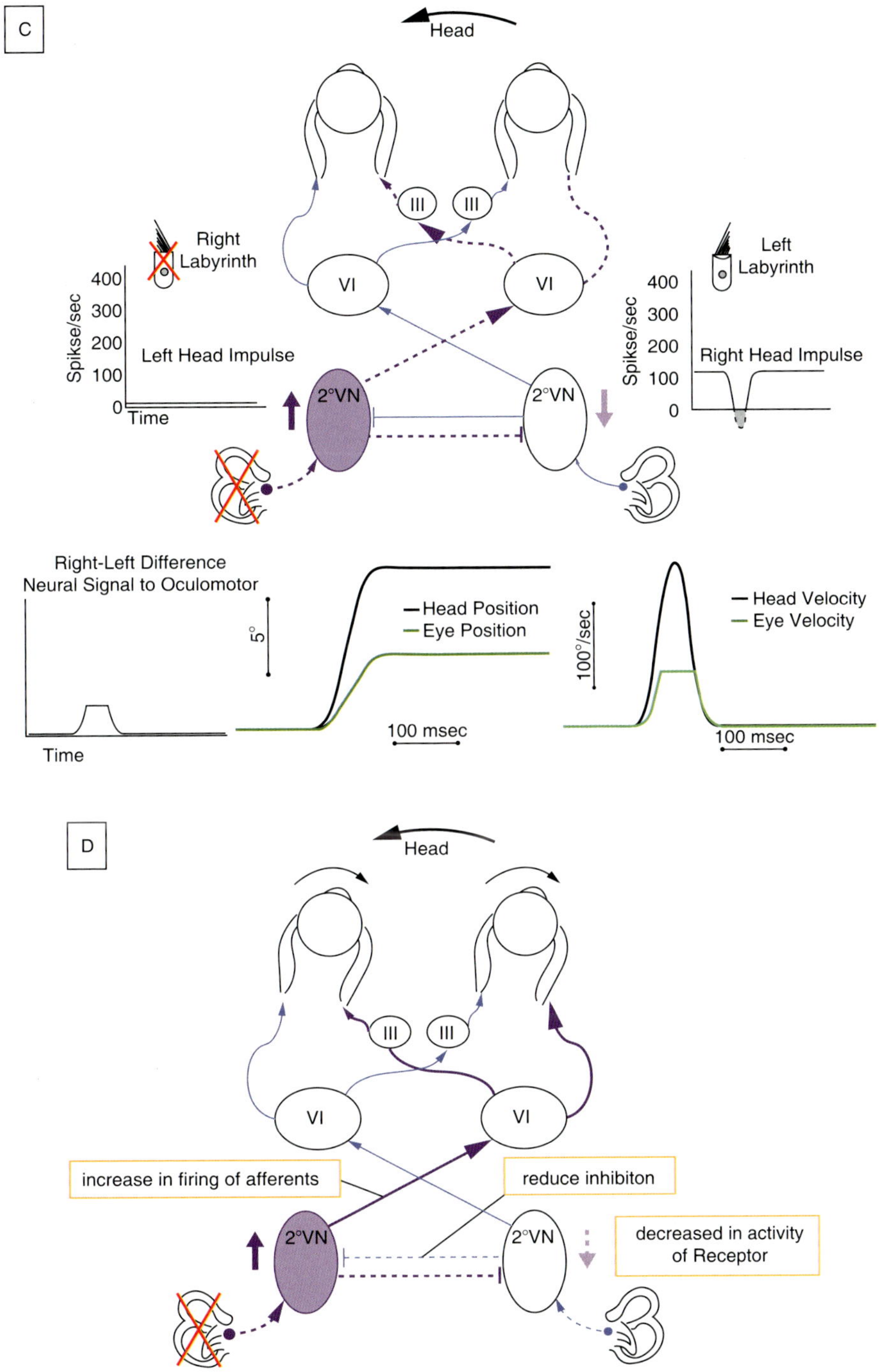

그림 1.8 일측 말초성 전정신경병증. 일측 말초성 전정신경병증이 발생하는 경우, (A) 병측 전정신경의 안정기흥분도가 갑자기 감소한다. 따라서, 머리를 움직이지 않는 정지상태에서도 건측 전정신경핵의 긴장도가 병측보다 커지기 때문에 눈이 병측을 향해 움직이고(검정 화살표, 안진의 느린성분) 자발안진은 건측을 향한다(빨간 화살표, 안진의 빠른성분). (B) 머리를 건측으로 회전하는 경우, 건측 전정신경의 흥분으로 인해 전정안반사가 발생하나, 정상적인 교차섬유의 억제가 소실되어 전정안반사의 이득이 충분치 않다. (C) 머리를 병측으로 회전하면 적절한 전정안반사가 발생하지 못하여 교정성단속신속운동이 발생한다. (D) 하지만, 저주파 머리 회전에서는 건측인 우측의 전정신경핵으로부터 억제성 신호가 남아 교차섬유를 통한 억제가 감소되어 전정안반사가 유지될 수 있다. (Some diagrams courtesy of Kamran Barin, PhD)

병측(우측)으로 180°/sec 이상 회전하면 억제성 신호가 0 이하로 떨어질 수 없기 때문에 적절한 전정안반사가 발생하지 못하여 교정성단속신속운동이 발생한다(그림 1.8.C). 하지만, 180°/sec미만의 저주파 머리 회전에서는 건측인 우측의 전정신경핵으로부터 억제성 신호가 전달되어 교차섬유를 통한 억제가 감소하면서, 병측(좌측)의 2차 전정신경원으로부터 안구운동핵으로 신호가 전달되어 전정안반사가 유지될 수 있다. 따라서, 정확한 전정안반사의 평가를 위해서는 두부충동검사 시 가쪽반고리관의 경우 150~200°/sec, 수직반고리관의 경우 100~150°/sec의 고주파 회전자극이 필요하다.

1.4 비디오 두부충동검사

비디오 두부충동검사는 공막자기장추적코일시스템(scleral search coils system) 대신 영상 카메라로 안구 움직임을 측정해 임상적으로 쉽게 사용할 수 있는 상용화 검사다. 호주 University of Sydney 연구팀에서 장비가 처음 개발되어, 2013년 미국 FDA의 허가를 획득했으며 국내에도 많은 기관에 장비가 보급되었다. 비디오 두부충동검사장치는 환자 머리의 회전속도를 측정할 수 있는 가속도계와 안구변화값을 측정하는 영상촬영장치로 구성되어 있다. 두부를 빠르게 회전시키면 머리의 회전속도와 전정안반사에 의해 유발된 안구의 움직임의 변화값이 각각 측정되며 이를 통해 전정안반사의 이득을 계산하고 교정성신속안구운동을 검사하는 방법이다. 따라서, 비디오 두부충동검사장치에서 실제로 측정되는 값들에 대한 이해가 있어야 비디오 두부충동검사의 측정오류를 최소화할 수 있다.

(1) 머리회전속도 측정

고글에는 3차원 관성 측정 장비(3D inertial measurement unit, IMU)가 장착되어 머리 자극 축(horizontal; left anterior-right posterior, LARP; right anterior-left posterior, RAKP)을 따라 자이로스코프(gyroscope)와 가속도계(accelerometer)를 이용하여 머리의 회전속도를 측정한다. 따라서, 머리의 회전속도를 정확히 측정하기 위해서는 두가지 요소가 충족되어야 한다. 첫 번째로 머리의 회전자극이 고글 내 장치에서 측정되므로 고글이 두개골에 단단히 연결되어 있어야 한다. 두 번째는 자극의 평면이 측정장치에 감지되는 평면과 일치해야 한다. 예를 들어, 가쪽반고리관의 전정안반사를 평가하기 위해 수평면으로 회전자극을 유발했을 때 수평축의 머리 속도 센서가 실제 머리 회전축과 일치하지 않으면 머리회전자극은 실제보다 작게 측정되어 전정안반사의 이득(안구의 속도/머리의 회전속도)이 높게 나타난다. 자극의 평면이 측정장치에 감지되는 평면과 10° 이내 차이가 나는 경우는 검사결과에 큰 영향을 미치지 않으나, 25° 차이가 나는 경우 머리회전속도는 실제 속도에 비해 10%의 측정오류가 발생할 수 있다.[13)]

(2) 안구움직임의 측정

실제 안구운동은 수평(horizontal), 수직(vertical), 그리고 회선(torsional)운동을 하지만,

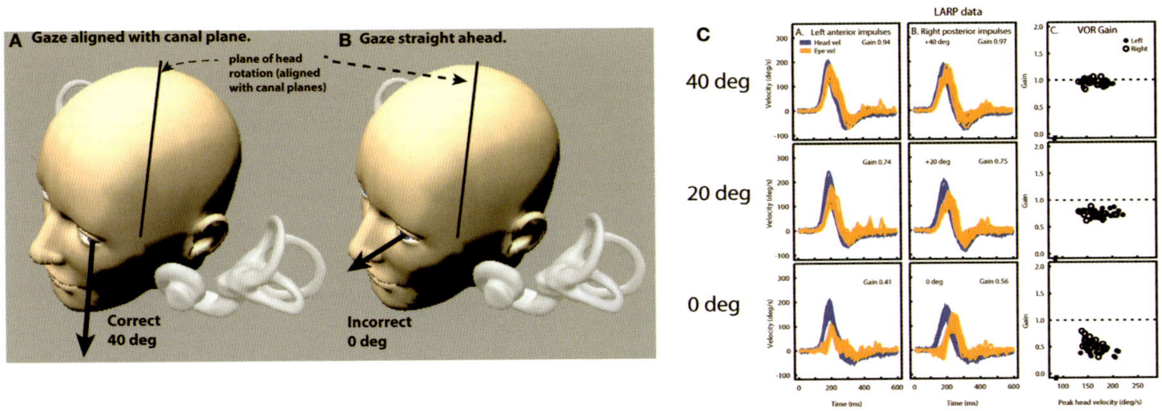

그림 1.9 **수직반고리관의 전정안반사 평가 시 눈 움직임의 측정에 대한 주시각도의 효과.**[13,14] RIP: nucleus raphe interpositus, PPRF: paramedian pontine reticular formation, EBN: excitatory burst neurons, OPN: omnipause neuron, NPH: nucleus prepositus hypoglossi, SC: superior colliculus

비디오 두부충동검사장치에서는 고속 비디오 카메라로 캡처한 동공(pupil)의 수평 및 수직 움직임만 측정한다. 따라서, 머리회전속도를 측정할 때와 마찬가지로 고글에 내장된 고속 비디오 카메라가 실제 안구의 움직임을 반영할 수 있도록 고글을 두개골에 단단히 고정해야 한다. 또한 고속 비디오 카메라가 동공이 잘 감지될 수 있도록 측정 시 주의가 필요하다. 마지막으로, 비디오 두부충동검사장치는 회선운동을 측정하지 않기 때문에 수직반고리관의 전정안반사를 평가할 때 고개를 40° 돌림으로써 주시방향이 편위(eccentric)가 되어야 회선성분이 최소화되어 안구변화값을 정확히 측정할 수 있다. 그림 1.9에서 보다시피, 안구의 회선성분이 커질수록 안구의 수직운동속도가 감소되고 전정안반사의 이득이 감소된다.

참고문헌

1. Halmagyi, G. M. & Curthoys, I. S. A clinical sign of canal paresis. *Archives of neurology* **45**, 737-739 (1988).
2. Weber, K. P. *et al.* Head impulse test in unilateral vestibular loss: vestibulo-ocular reflex and catch-up saccades. *Neurology* **70**, 454-463 (2008).
3. Tomlinson, R. D., Saunders, G. E. & Schwarz, D. W. Analysis of human vestibulo-ocular reflex during active head movements. *Acta oto-laryngologic*a **90**, 184-190 (1980).
4. Schweigart, G., Mergner, T., Evdokimidis, I., Morand, S. & Becker, W. Gaze stabilization by optokinetic reflex (OKR) and vestibulo-ocular reflex (VOR) during active head rotation in man. *Vision research* **37**, 1643-1652 (1997).
5. Curthoys, I. S., Blanks, R. H. & Markham, C. H. Semicircular canal functional anatomy in cat, guinea pig and man. *Acta oto-laryngologica* **83**, 258-265 (1977).
6. Goldberg, J. M. & Fernandez, C. Physiology of peripheral neurons innervating semicircular canals of the squirrel monkey. I. Resting discharge and response to constant angular accelerations. *Journal of neurophysiology* **34**, 635-660 (1971).
7. Park, B. R. Understanding of VOR for the Beginner. *Research in Vestibular Science* **11** (2012).

8. Szentagothai, J. The elementary vestibulo-ocular reflex arc. *Journal of neurophysiology* **13**, 395-407 (1950).
9. McCrea, R. A., Strassman, A., May, E. & Highstein, S. M. Anatomical and physiological characteristics of vestibular neurons mediating the horizontal vestibulo-ocular reflex of the squirrel monkey. *J Comp Neurol* **264**, 547-570 (1987).
10. McCrea, R. A., Strassman, A. & Highstein, S. M. Anatomical and physiological characteristics of vestibular neurons mediating the vertical vestibulo-ocular reflexes of the squirrel monkey. *J Comp Neurol* **264**, 571-594 (1987).
11. Tian, J., Crane, B. T. & Demer, J. L. Vestibular catch-up saccades in labyrinthine deficiency. *Experimental brain research* **131**, 448-457 (2000).
12. Schubert, M. C., Migliaccio, A. A. & Della Santina, C. C. Modification of compensatory saccades after aVOR gain recovery. *Journal of vestibular research: equilibrium & orientation* **16**, 285-291 (2006).
13. Halmagyi, G. M. *et al.* The Video Head Impulse Test. *Front Neurol* **8**, 258 (2017).
14. McGarvie, L. A., Martinez-Lopez, M., Burgess, A. M., MacDougall, H. G. & Curthoys, I. S. Horizontal Eye Position Affects Measured Vertical VOR Gain on the Video Head Impulse Test. *Front Neurol* **6**, 58 (2015).

CHAPTER 02

비디오두부충동검사 방법과 실행

오세준, 남성일

학습목차

2.1 개요

두부충동검사(head impulse test, HIT)는 Michael Halmagyi와 Lan Curthoys가 1988년 scleral search coil을 이용하여 세반고리관의 충동 실험을 이용하여 전정안반사(vestibule-ocular reflex, VOR)를 평가할 방법으로 소개되었다.[1-3] Scleral search coil 시스템은 여전히 안구 움직임을 측정하는 데 gold standard이지만 불편하고 비싸며 복잡하고 반침습적(semi-invasive)인 방법이므로 주로 연구 수준에서 이용되던 중 카메라 성능의 향상 및 각속도(angular velocity) 센서가 개발되면서 2009년 비로소 비디오 두부충동검사(video head impulse test, vHIT)가 상업적으로 이용할 수 있게 되었고 그 후 폭넓게 사용되고 있다. vHIT는 두부의 충동에 따른 안구의 움직임을 시간상으로 기록할 수 있고 편측성 전정 기능 저하에서 발생하는 교정단속운동(corrective saccades)을 확인할 수 있어 어지럼의 감별진단에 유용한 검사로 임상적으로 중요한 의미가 있으며, 그 외에서 양측성 전전신경병증, 중추성 어지럼 등 다양한 전전신경 질환의 진단에도 사용되고 있다.[4, 5] 또한 기존의 온도안진검사나 회전의자검사는 저주파 영역에서의 전정안반사를 측정하기 때문에 일상 생활에서의 전정안반사를 반영하는 데 제한이 있으나 두부충동검사는 상대적으로 고주파 영역에서의 전정안반사를 평가할 수 있다. vHIT의 장점은 VOR의 이득을 정량적, 즉각적으로 측정할 수 있고, 머리가 회전하고 있는 도중에 발생하는 covert 단속운동을 확인할 수 있어 나안으로 관찰할 때의 70%의 정확성에 비교해 95% 이상의 민감도 및 특이도를 나타낸다는 것이다. 그뿐만 아니라, 환자로서도 짧게 발생하는 두부충동은 덜 피곤하며 자극이 무작위로 제공되므로 각성을 유지할 수 있다는 점도 중요한 장점 중의 하나이다.[6] 이런 특징들로 인해 최근 주요한 전정 기능평가로 자리 잡게 되었지만 vHIT는 플러그만 꽂으면 작동할 수 있는 "plug and play" 도구는 아니며 충분한 연습과 훈련이 필요하다. 따라서 본 단원에서는 vHIT를 효과적으로 이용하는 데 실제적인 도움이 되고자 vHIT의 작동 원리 및 사용법에 대해서 알아보고자 한다.

2.2 vHIT 최적화(optimizing)

vHIT의 목적은 총 여섯 개의 세반고리관의 전정안반사를 정확하게 측정하는 것이다. vHIT를 최적화시키는 것은 이를 위해서 중요하며 그 과정에는 그림 2.1과 같이 여러 가지를 고려해야 한다. 즉, 검사자가 환자에게 적절한 충동(impulse)을 가해야 하며, 이로 인해 환자에서 발생하는 머리와 눈의 움직임을 환자가 착용하고 있는 고글이 정확히 측정할 수 있어야 VOR 이득의 계산이 정확할 수 있을 것이다. 따라서 vHIT에서 정확한 VOR 측정을 위한 여러 가지 고려사항을 숙지해야 한다.

2.3 vHIT를 위한 고려사항

(1) 머리 움직임 측정(head motion measurement)

vHIT의 실행에서 검사자는 환자 머리를 잡고 충동(impulse)을 주게 되는데 이 자극은 머리와 고글에 모두 전달되지만 검사의 정확성을 위해서는 두 자극이 최대한 비슷해야 한다. 그렇게 하기 위해서 우선, 고글이 최대한 밀착하게 두개골에 부착되어 있어야 한다. 고글이

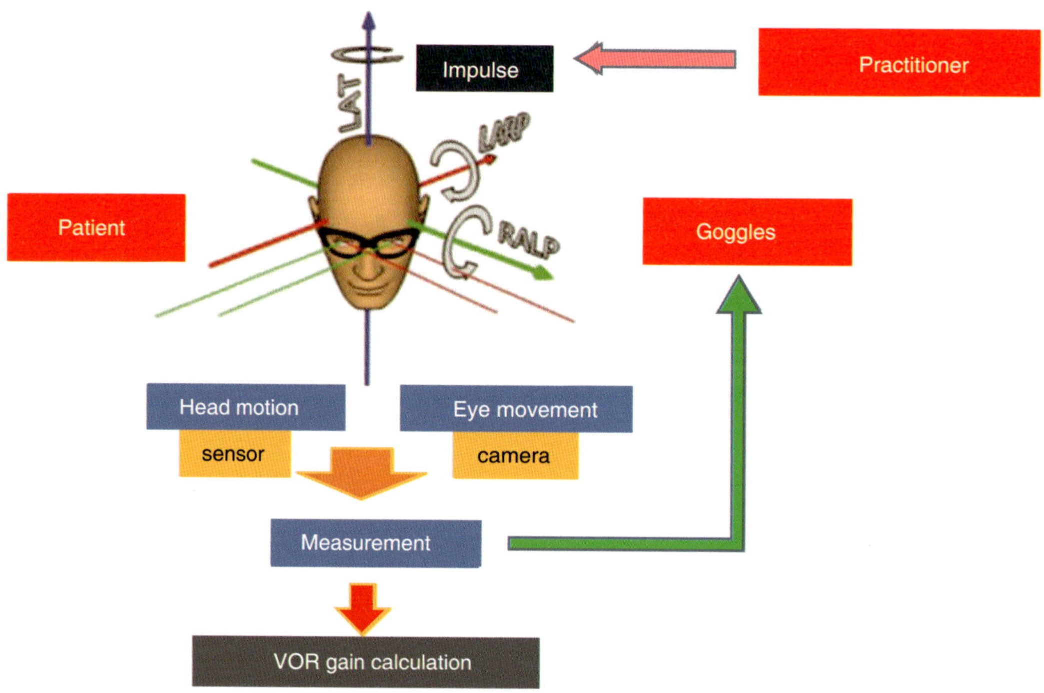

그림 2.1 vHIT에서 전정안반사가 측정되는 과정.

단단히 부착되지 않아 발생하는 slippage 현상이 발생하면 VOR 이득에 영향을 줄 수 있어 검사의 정확성에 큰 영향을 끼칠 수 있다. 다음으로 자극의 축(axis)과 센서의 축이 최대한 가까이 일직선이 되어야 한다. 그렇게 되지 않을 경우 측정되는 자극은 실제로 전달된 자극보다 낮아지고 VOR 이득에서는 증가하게 된다. 10도 이내에서는 1.5% 정도로 무시할 수 있는 수준이지만 25도가 넘으면 10%에 달하게 된다. 또한 충동 자극 평면이 고글이 자극 감지 평면과 일치시켜야 한다.[7)]

(2) 안구 움직임 측정(eye movement measurement)

카메라와 머리 움직임의 센서는 모두 고글에 부착되어 있어 머리, 눈의 움직임과 고글의 움직임이 이론적으로 일치해야 정확한 VOR 측정이 가능하다. 하지만 일치하지 않는다면 artifact가 발생할 수 있는데, 예를 들면, 고글이 검사자에 의해서 먼저 움직이는 경우, 즉, 검사자가 환자의 얼굴의 피부를 만져서 고글이 먼저 움직이게 되고 그 뒤로 얼굴과 눈이 따라가는 경우가 있다. 머리를 빨리 회전했는데 sensor는 그만큼 빨리 회전하지 못한 것으로 측정이 되고 eye/head gain이 상승한다. 반대의 경우인 얼굴과 눈이 먼저 움직이는 경우인데 고글이 단단히 부착되어 있지 않은 경우에 발생할 수 있다. 안구의 시선(gaze) 또한 VOR에 영향을 줄 수 있다. 고글의 미끄러짐에 의해 유발된 artifact는 lagging, overshoot and bouncing of the goggles 로 고글 끈의 압력을 감시하는 것은 이러한 미끄러짐을 최소화하기 위해 방안으로 제시되고 있다.[8)] 다만 수평 반고리관은 시선이 ±15도까지는 안구 속도에 큰 영향을 미치지 않는 것으로 알려졌지만 수직 반고리관은 영향이 커질 수 있다. 이것은 추후 언급하도록 하겠다.

(3) 기하학적 고려사항

두부충동 후 발생하는 머리의 회전은 축이 움직이지 않는 것이 가장 이상적이다. 하지만 머리가 움직이면서 축의 움직임은 불가피하게 발생할 수 있는데 이런 경우 눈의 공간 위치가 변하게 되고 이득에도 영향을 줄 수 있다. 특히 목이 뻣뻣한(stiff) 환자는 머리가 움직일 때 몸을 함께 움직이려고 할 수 있다. 축의 이동에 의한 결과의 변화를 줄이기 위해 fixation dot까지의 거리를 최소 1 m를 가지면 크게 영향을 주지 않는 것으로 알려져 있다.

2.4 vHIT 구성(setup)

(1) 검사 환경

1) 환자는 target에서 최소 1 m 또는 1.5 m 떨어져 있어야 한다. 제품마다 권유하는 최소 거리는 다르다.
2) 환자의 눈은 target 높이와 같게 한다. 외측 반고리관이 21도 들려 있어(pitch up) 완전한 자극을 위해서는 머리를 전방으로 21도 가량 높이는 것이 이론적으로 맞지만, 자극의 강도는 코사인 함수로 감소하므로 외측 반고리관에 대한 자극의 힘은 거의 줄어들지

않는다.

3) 회전의자를 이용하지 말고 높이 조절 가능 의자를 갖춘다. 회전의자는 검사의 정확성에 영향을 줄 수 있으며 환자마다 키가 다르므로 target을 보는 머리의 각도가 달라질 수 있다. 전술한 바대로 target의 높이와 눈의 높이가 같게 하기 위해서는 높이를 조절할 수 있는 의자가 좋다.

4) 조명이 밝은 검사실을 이용하는 것이 좋다. 밝은 조명은 동공을 작게 유지하는 데 도움이 되는데 vHIT 실행에서 동공은 작은 것이 좋다. 검사에서 가장 중요한 부분 중 하나가 동공의 탐지(detection)이며 동공이 카메라 화면의 테두리에 닿지 않아야 하는데 반이상 닿게 되면 동공 추적(tracking)이 소실(loss)되기 때문인데, 그렇기 위해서는 동공이 작은 것이 유리하다. 또한, 특히 수직 반고리관을 검사할 때 동공의 상하운동을 기록하게 되는데 눈의 상하 길이가 좌우에 비교해서는 좁아서 공간이 비교적 부족하다. 따라서 동공이 작다면 상하운동을 기록하는 데 상대적으로 많은 공간을 확보할 수 있다.

(2) 고글 setup

1) 고글의 착용 방법

앞서 언급하였듯이 고글의 부착에서 가장 중요한 것은 고글이 미끄러지지 않게 하는 것이다. 우선 피검자가 안경을 착용한 상태라면 안경을 벗는다. 고글은 몸에 딱 붙어야(tight-fitting) 하는데 동양인은 코의 배등면(nasal dorsum)이 낮은 편이라서 고글이 붙지 않고 뜨게 되는 경우가 많은데 이럴 경우 고글에 폼 재질을 붙여서 고글과 코와의 간격을 줄일 수 있다. 고글을 완전히 붙이기 위해 지나치게 고글 밴드의 길이를 줄이면 환자의 통증을 유발하고 협조가 떨어질 수 있다는 점을 이해해야 한다.

2) 고글의 구성 – Camera and IR illumination

고글의 구성은 제품마다 조금씩 다른 면이 있다는 점을 고려해야 한다. 고글에는 일반적으로 마스크의 상단 면에 하나의 카메라가 고정되어 있다. LED (light emitting diode)는 카메라 대물 렌즈의 측면에 있고, 측면 LED는 적외선(IR)을 방출하며 spherical camera joint로 사용된다. vHIT 고글에는 좌, 우측에 하나씩 구형 소켓이 있어, 구상관절을 사용하면 카메라를 마스크에서 움직여 다른 쪽의 구형 소켓에 옮겨 꽂을 수 있는 제품도 있고, 좌측 눈에만 고정된 제품도 있다. 좌우로 움직일 수 있다면 유리 안구 또는 안검 하수증이 있는 환자에게 특히 유용하다.

3) 초점 조절(focus adjustment)

카메라 렌즈로 이미지 초점을 맞출 수 있다. 환자마다 신체적 차이로 인해 구형 소켓의 초점 조정이 필요하다. 초점을 조정하여야 안정된 안구 추적 및 잡음이 없는(noise free) 데이터를 얻을 수 있다.

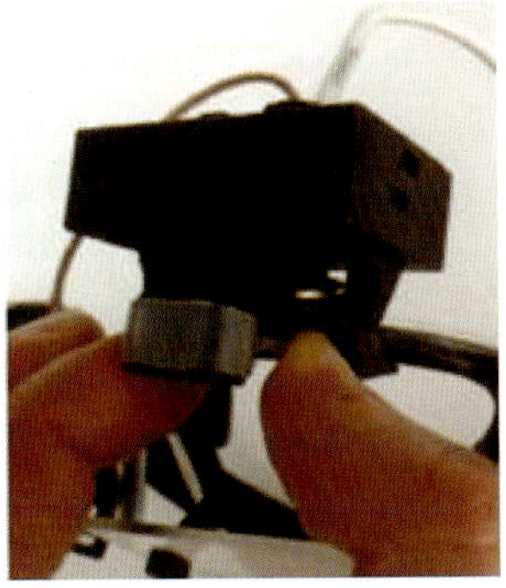

그림 2.2 Focus adjustment for camera.

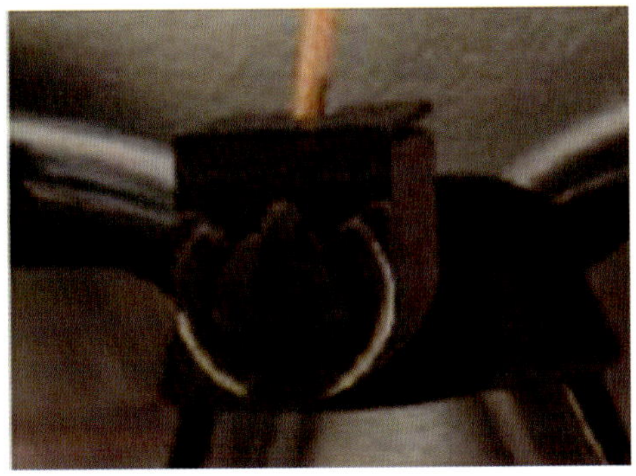

그림 2.3 Calibration laser adjustment.

4) 레이저 조절(calibration laser adjustment)

고글 중앙의 교정레이저(calibration laser)에 있는 손잡이를 조절하여 벽에 점(dot)을 가운데로 맞출 수 있다.

5) 교정용 안경 렌즈 Corrective optician lenses

고글에는 보통 근시 환자 검사에 사용하는 지름 38 mm의 교정안경렌즈를 부착할 수 있는 마운트가 있는데, 근시가 심한 경우 target의 거리가 1 m라도 정확하게 보이지 않을 수 있고 그런 경우 초점을 맞추기 힘들어 동공이 커지게 된다. 동공이 커지면 전술한 바대로 noise/artifact 발생이 증가할 수 있다.

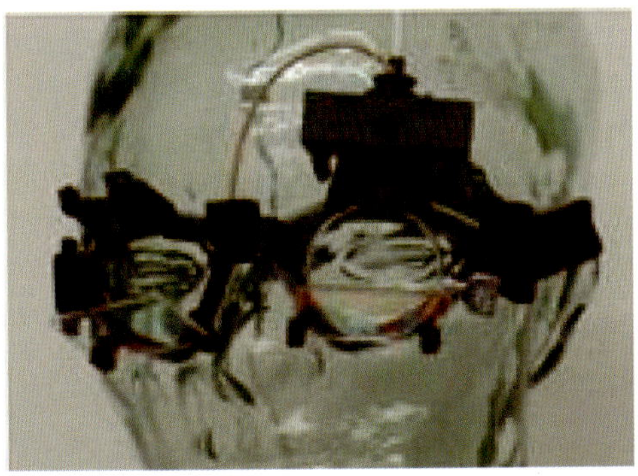

그림 2.4 Corrective optician lenses mounted to the goggle frame.

(3) 카메라 조절

동공이 이미지의 중앙에 위치하도록 카메라를 조절한다. 카메라는 x, y, z축의 세 방향으로 회전할 수 있지만, 한 번에 한 방향으로만 카메라를 움직여 조절한다. 예를 들어, 눈이 수평 방향의 중심에 위치시킨 후 회전, 수직방향으로 정렬한다. 동공은 검사 중 중심(center)에 있어야 하고, 화상의 테두리에 닿지 않도록 한다. 반 이상 닿으면 추적(tracking)하지 못하기 때문에 카메라는 재조정이 필요하고 동공은 다시 중심에 위치시켜야 한다.

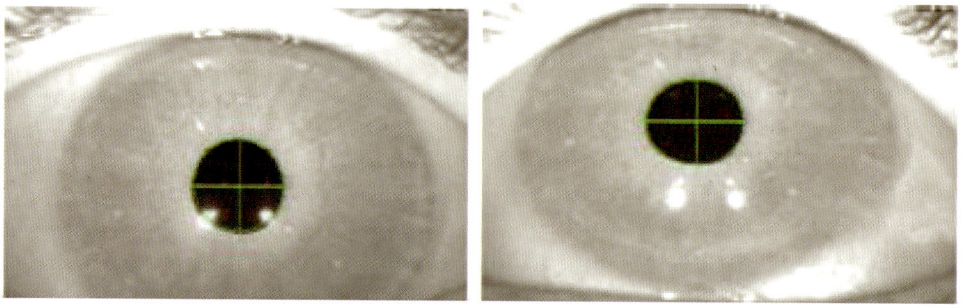

그림 2.5 **동공 가장자리(좌측)와 동공 밑(우측)에 LED 반사.** 동공 가장자리의 반사가 타원이 동공의 가장자리와 맞게 정렬되는 것을 방해한다. 머리를 피치(pitch) 방향으로 약간 고개를 숙이게 한 후 동종가장자리에 타원이 잘 맞게끔 LED 반사를 동공 밑에 반사하도록 한다(우측).

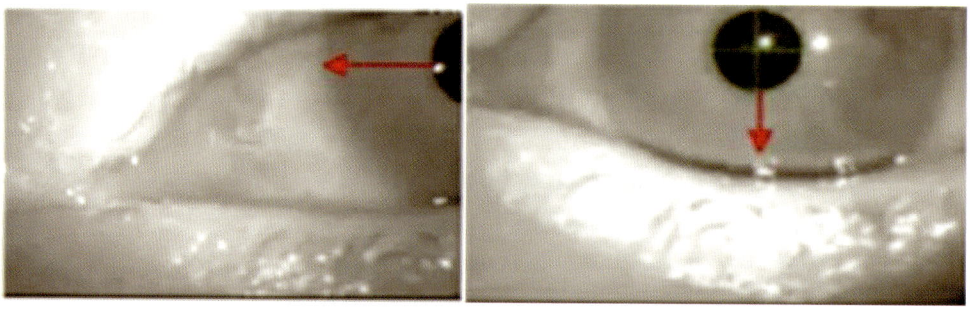

그림 2.6 동공이 중심에 있지 않아서 카메라를 좌우, 위아래로 조절하여 중심으로 옮겨지도록 해야 한다.

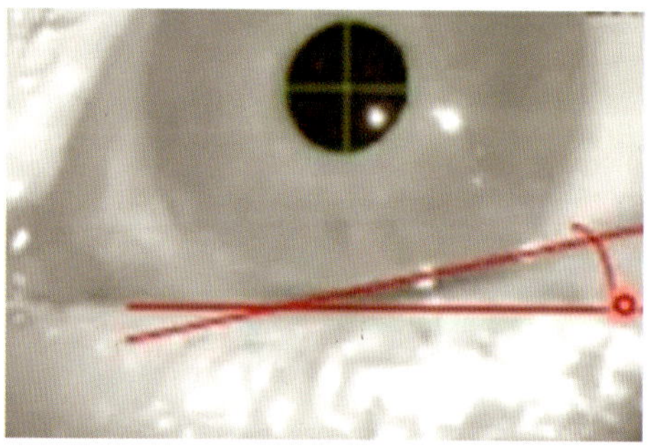

그림 2.7 동공은 아래 눈꺼풀과 평행하게 위치해야 하므로 상기 그림처럼 왼쪽으로 기울어져 있는 경우 시계방향으로 카메라를 돌리며, 우측으로 기울어진다면 반시계방향으로 회전시키면 된다.

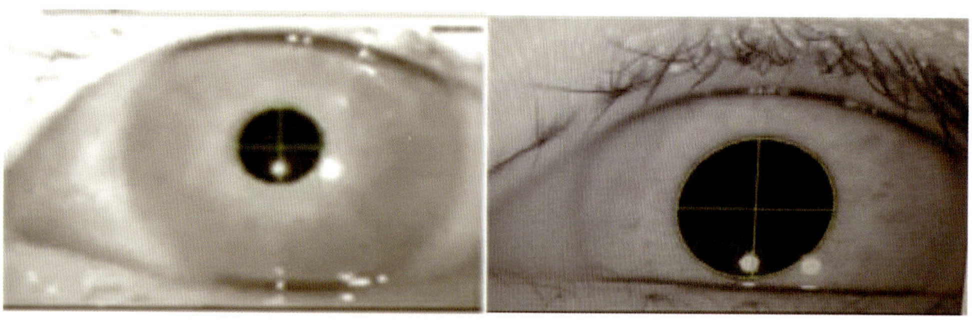

그림 2.8 초점이 정확하게 맞아야 하며 좌측 그림처럼 흐리다면 초점 링을 조절하여 우측 그림과 같이 맞춰야 한다.

(4) 주의사항

1) 경부 강직(neck stiffness)

경부 손상을 가지고 있거나 목 움직임에 제한이 있는 환자는 시행해서는 안 된다. 검사자는 검사를 시행하는 각 반고리관의 면을 따라 환자 목 움직임의 범위 및 움직임의 저항 등을 미리 확인한다. 경부 염좌 등이 걱정되는 환자는 몸통을 수직 반고리관의 면에 맞추어 돌린 후 충동을 가하면 두부 회전의 범위가 작어져 피검자의 협조를 높일 수 있다.

2) 레이저 빔

검사 중 target을 향해 레이저 빔이 나오는 제품이 있다. 검사 도중 직접 보는 것은 삼가야 한다.

(5) 보정(calibration)

1) 눈 보정 Standard Calibration (eye calibration)

보정단계는 환자의 눈과 머리의 움직임을 최대한 정확하게 반영될 수 있도록 하므로 중요하다. 환자에게 고글을 씌우고 시스템 창에서 Standard-Calibration을 선택하면 보정화면이 표시되고 보정 LED가 켜진다. 환자가 LED의 중앙 발광 점에 시선을 고정하게끔 한다. 보정 방법도 회사 제품마다 다르므로 본인이 사용하는 제품의 보정법을 반드시 숙지해야 한다.

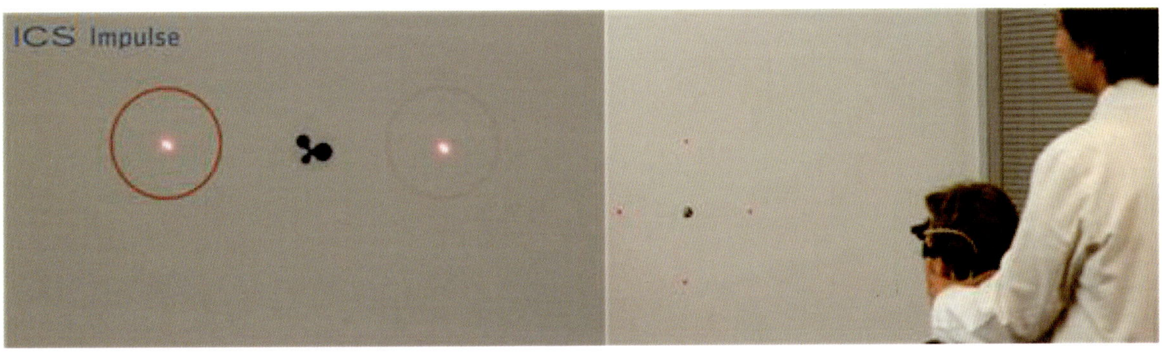

그림 2.9 Calibration preparation screen.

레이저가 켜지고 참가자는 레이저점 중 가장 밝은 레이저 점을 반복적으로 고정하도록 지시한다. 순서는 임의적일 수 있으며 검사자가 시작 버튼을 누르면 환자는 이 절차를 시작할 수 있다.

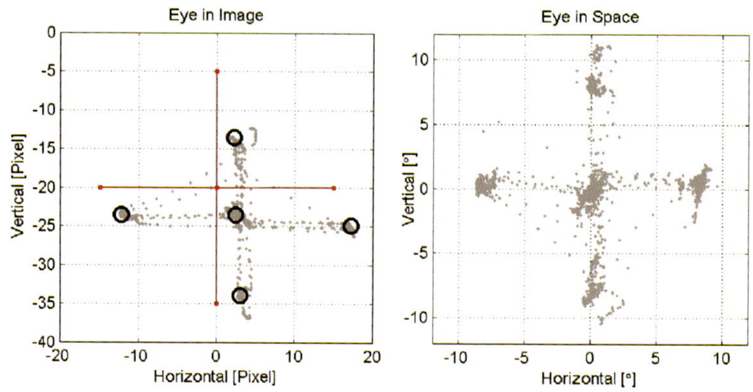

그림 2.10 눈 보정(eye calibration).

보정 절차가 끝나면 전체 보고서가 별도의 창에 자동으로 생성된다.

2) 보정 실패(calibration failure)

환자가 보정 표적에 고정할 수 없으면 보정(calibration)이 실패할 수 있다. 보정 실패는 주의력 결핍(in children), 자발적 및 고정적 안진, 주시 마비(gaze palsy), 노인 안검 하수증 등 여러 가지 이유가 있을 수 있다. 지시에 올바르게 따르지 않거나, 동공이 눈꺼풀에 가리는 등의 동공이 올바르게 감지되지 않는 상황이 발생할 경우 건강한 사람도 성공적으로 보정 과정을 완료하지 못할 수 있다.

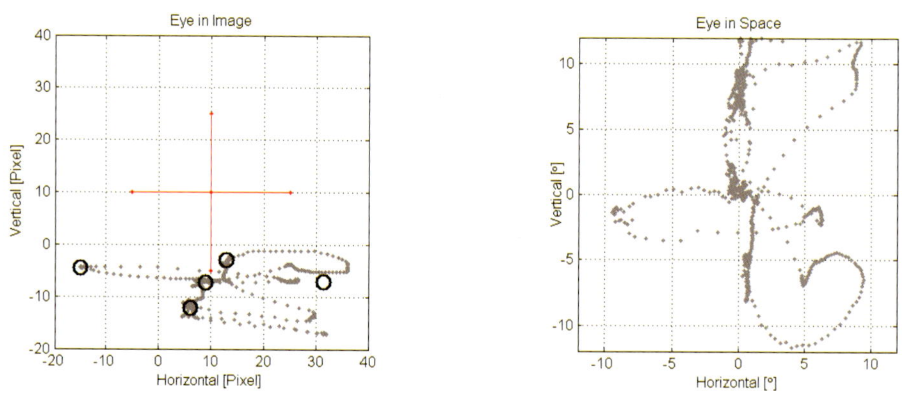

그림 2.11 보정 실패의 예. 환자는 5개가 아닌 6개의 점을 주시하였다.

3) 머리 보정 Standard Calibration (head calibration)

머리 보정은 환자 및 검사자가 생각하는 평형과 제품에서 평형으로 생각하는 위치를 확인하고 조절하는 역할을 한다. 머리 보정을 지원하지 않는 제품도 있다. 환자는 벽에 있는 표적에 눈을 고정한 채 머리를 좌우로 부드럽게 흔들고, 이후 머리를 부드럽게 아래위로 끄덕인다. 시험관은 환자 뒤에 서서 수평 반고리관 충동 실험과 같은 방식으로 머리를 움켜

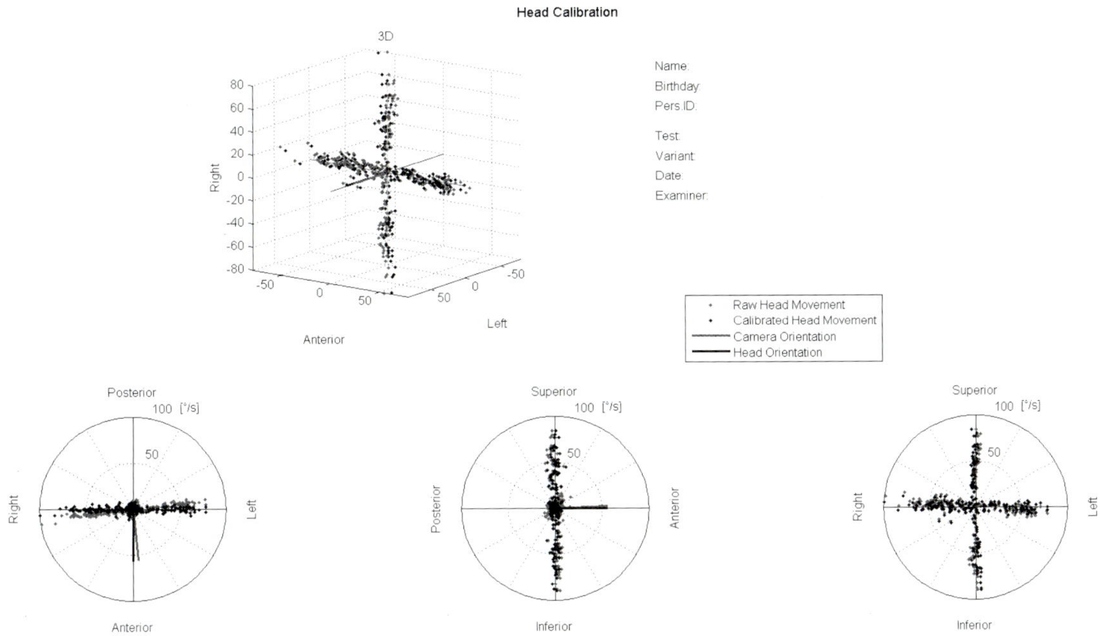

그림 2.12 **머리 보정(head calibration).**

잡음으로써 머리 보정을 수행할 수 있다. 초당 100도(100°/s)를 초과하지 않는 머리 회전 속도로 요(yaw) 및 피치(pitch) 방향 모두 약 5회의 정현파 진동이 발생하도록 시행한다. 머리 보정(head calibration)의 전체 지속 시간은 약 15초이다.

머리 보정은 기울어진 관성 센서 축을 실제 수평, 수직 방향으로 정렬한다. 그림 2.12는 머리 보정 중 실시간으로 머리 속도와 눈의 위치를 보여준다. 환자가 벽의 고정 표적에 눈을 고정할 수 있도록 머리 속도를 초당 100도를 초과하지 않으면서, 50도 정도로 유지하는 것이 중요하다. 그림 2.12는 카메라에 부착된 관성 센서의 좌표계에서의 머리 이동 방향을 보여주는 것으로, 이 정보를 통해 보정 분석은 센서들을 자동으로 재배치한다.

보정이 완료되면 머리 보정에 대한 전체 보고서가 자동으로 생성된다. 이 보고서는 실시간 미리 보기의 그래프와 유사한 방식으로 정보를 제공하지만, 시간 경과에 따른 눈과 머리 움직임은 나타내지 않는다. 대신에, 수평 및 수직 방향에 대한 머리 움직임의 3차원적 표현이 관성 센서의 경사 축에 대한 머리 움직임과 함께 표시된다. 아래의 세 극성 다이어그램은 세 가지 다른 방향에서의 머리 움직임을 보여준다.

마지막으로 일단 보정이 완료된 후에는 고글을 움직이지 않는 것이 중요하다.

2.5 두부충동의 실행(Performing head impulse)

보정(calibration)이 완료된 다음 검사를 시행할 외측 혹은 수평 반고리관을 선택한다. 시스템의 시작(start) 버튼을 누르면 기록이 시작된다. 적절한 충동은 검사의 정확성을 위해 아주 중요한데 다음의 여러가지 조건을 지켜야 한다.

첫째, 일반적으로 적절한 속도는 200~400°/s, 가속도는 2,000~4,000°/s^2로 빠른 충동을 가하는 것이 필요한 것으로 알려져 있다.[9, 10] 충분히 빠른 속도가 필요한 것은 순수한 전정 자극만을 위해서 이다. 100°/s 이하의 두부 회전 속도에서는 안구운동조절시스템(oculomotor control system)인 연성추적(smooth pursuit), 시운동(optokinetic), 경추안(cervico-oculor) 반사 등이 안구 움직임에 관여하므로 정확한 전정안반사를 측정할 수 없기 때문이다.[11] Weber 등[12]의 보고에 의하면 일측성 전정신경병증 환자를 대상으로 두부충동검사를 시행했을 시 가속도를 6,000°/s^2까지 올릴 때 전정안반사 이득의 결함이 더욱 뚜렷해지고 overt saccade도 더 많이 관찰되었다고 하여 빠르게 가속을 주는 것이 유리할 것으로 판단되나, 또한 이럴 때 covert saccade도 더 자주 관찰된다고 하였다. 최근 vHIT 매뉴얼에는 수평 반고리관은 150~200°/s, 수직 반고리관은 100~150°/s로 권장하고 있는데, 이는 vHIT 장비가 좀 더 낮은 속도와 가속도에서도 전정안반사 이득(VOR gain)과 교정단속운동(corrective saccade)을 민감하게 측정할 수 있다는 의미도 있고,[13] 너무 빠른 속도로 했을 때는 비디오 고글 장비의 미끄러짐(slippage) 등을 유발할 수 있는 기술적인 문제점들이 발생할 수 있다.[8]

둘째, 피검자는 검사 시작의 타이밍과 방향의 예측이 힘들어야 한다. 좌우측 중 무작위로 시행해야 환자가 예측하지 못하여 보상(compensation)을 위한 covert saccade가 발생하는 것을 막을 수 있다. 이것은 전정안반사 이득의 저하를 차폐할 수 있다.[14]

셋째, 검사 횟수 또한 고려해야 하는 사항이다. 정확한 검사만 가능하다면 단 한 번의 데이터로도 분석은 가능하다. 하지만 현실적으로 검사자는 각각의 방향마다 적어도 6회 이상의 유효한 두부충동(head impulse)이 적용되도록 시행한다. 과거에 전정기능에 문제가 있어 saccade가 발생하는 경우 전체 충동에서 30%에서 saccade를 관찰할 수 있는 것으로 알려져 있으므로 진단용으로는 적어도 5회의 충동을 가하면 saccade를 관찰할 수 있어야 한다. 환자가 눈을 감는다거나 일부 작은 충동 속도 및 가속도로 인해 충동이 유효하지 않을 수 있기 때문에 각 방향당 10회 이상의 충동을 권유하고 있다.[9]

넷째, 회전 각도. 머리를 어느 정도 크기의 각도로 돌려야 할지도 고려해야 할 대상인데, 너무 크게 돌렸을 때 부상의 위험성도 있기 때문에 머리를 15도에서 20도 내외 정도로 회전시키는 것이 일반적이다.[10,15] vHIT 검사는 림프액의 움직임과 전정안반사를 관찰하는 것으로 머리 회전 자극을 준 직후 멈추는 것이 중요한데 중간에 멈추지 않고 반대로 회전 자극을 준다면 관성 법칙에 의해 림프액의 움직임에 영향을 줄 수 있기 때문이다. 검사자가 충분한 두부충동을 시행 후 중지(stop)버튼을 눌러 기록을 중지하고 검사 결과를 확인한다.

두부충동 시 정확한 분석을 위해서는 다음의 요소들이 중요한 요인으로 작용한다.

1) 환자의 머리를 잡는 방법
2) 두부 회전의 속도 및 가속도
3) 고글의 미끄러짐을 최소화하기 위한 올바른 착용
4) 환자는 턱의 움직임을 줄이고 머리에 더욱 직접적인 힘을 전달하기 위해 두부충동 시

환자에게 이를 꽉 다물게 한다.

5) 환자에게 눈을 크게 뜨게 하고 눈 깜빡임을 최소화한다.

6) 보정이 완료되면 고글을 움직이지 않는다.

2.6 수평 반고리관 평가

환자는 정면에 눈높이의 고정 표적에서 1~1.5 m 이상 떨어져 있어야 하며, 검사자는 환자에게 표적에 집중하고 충동을 시행 시 목 근육을 이완시키도록 지시한다.[9] 고글은 미끄러짐을 줄이기 위해 환자의 머리에 단단히 장착하고, 환자가 고정 표적에 집중하는 동안 카메라를 조절한다. 검사자는 환자가 고개를 돌리는 방향, 시기를 예측하지 못하게 100~200°/s의 속도로 두부충동을 시행한다.[13] 각각의 두부충동 사이에는 2초가량의 휴식을 가지는 것이 좋다.[8]

두부충동 중의 손위치는 아래의 그림과 같다.

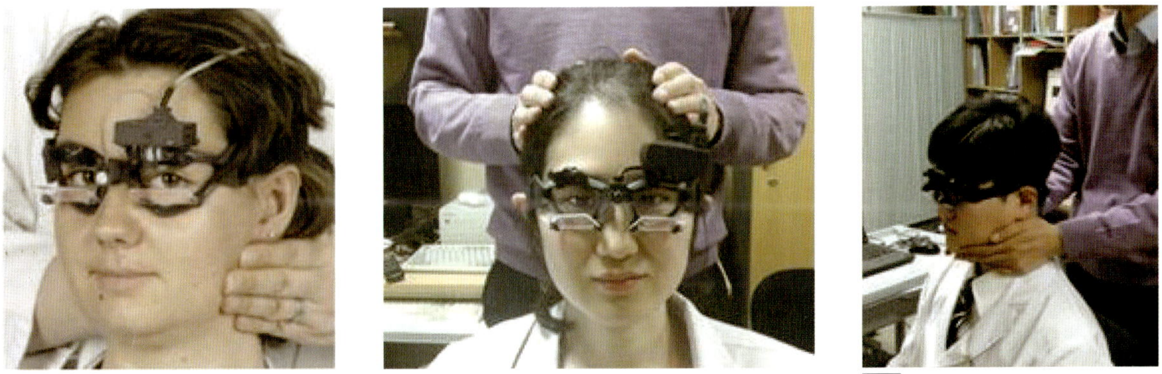

A B C

그림 2.13 (A) Away from the goggles strap and forehead skin, cheek. (B) Both hands on top of the head. (C) Both hands on mandible angle.

중요한 것은 고글의 줄과 이마 및 뺨의 피부에서 손이 최대한 멀리 위치하여 결과에 영향을 주는 일이 발생해서는 안 된다.[16]

검사를 시작하기 전에 벽에 외부 표적을 부쳐서 사용할지 또는 머리 회전 중에 환자가 볼 수 있는 투사된 레이저 등을 고정표적으로 사용할지 결정할 수 있다. 환자에 따라 충동 중에 집중할 표적으로 레이저 광선을 사용할 수 있도록 테스트 중에 레이저 표시등을 켜거나 끌 수 있다. 검사 시작하기 전에 시범 가이드를 사용해 환자가 검사를 잘 하는지 여부를 확인 할 수 있다. 두부충동은 진한 빨간색 또는 파란색 음영 처리된 영역에 도달하기 위해 150도/초, 80 ms의 속도가 요구된다. 속도가 해당 영역에 도달하면 머리와 눈의 움직임에 대한 파형이 머리 움직임은 회색 선으로, 눈 움직임은 검은색 선으로 나타나면서 'V' 표시가 나타나고, head impulse가 요건을 충족시키지 못하면 'X'가 표시된다. 하지만 'V' 표시는 속도만을 고려한 표시지 다른 지표에 대해서는 전혀 고려하지 않는다.

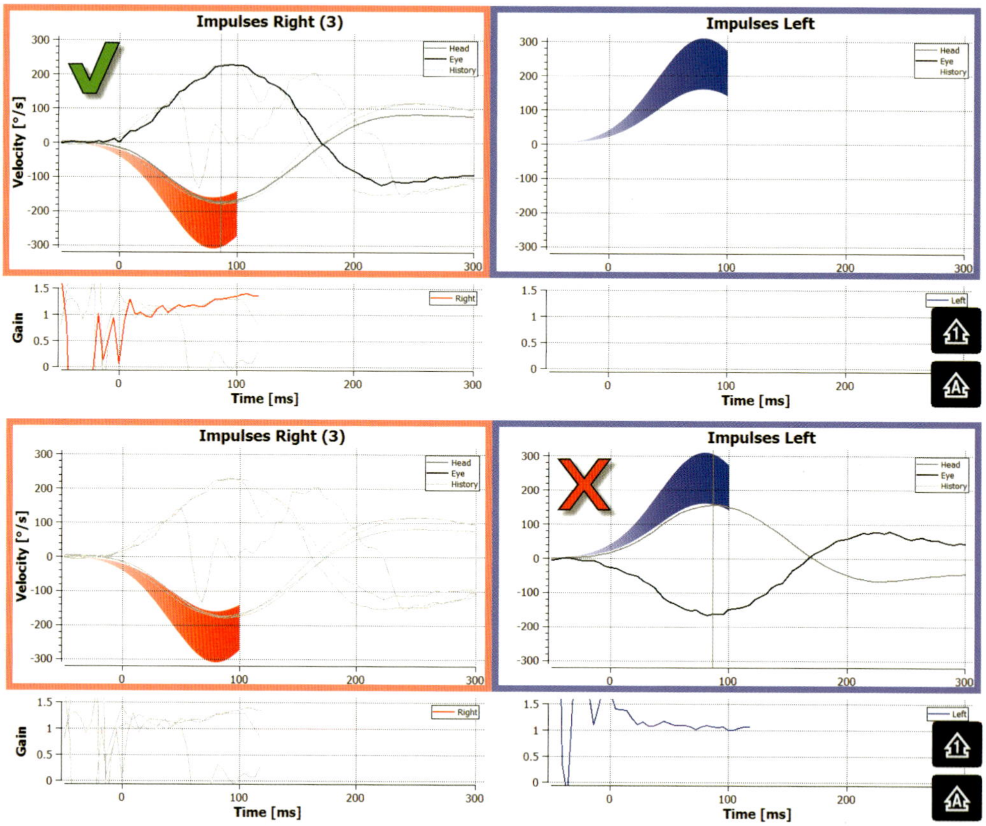

그림 2.14 Data collection screen with an accepted and unaccepted lateral impulse.

(1) SHIMP (Suppression Head IMPuse test)

앞서 언급한 vHIT에서, 환자는 두부충동검사를 시행하는 동안 벽에 고정된 표적을 응시해야 한다. 전정기능 저하로 VOR이 적절하지 않은 경우, 환자는 두부충동 후 시선 고정된 표적으로 되돌리기 위해 교정단속운동이 발생한다. 최근에는 표준 vHIT 과정을 HIMP (Head IMPulse test)라는 용어로도 사용되고 있다.

한편, 우리의 뇌는 머리 움직임과 함께 시선을 함께 움직이는(eye-head tracking) 동안 VOR 억제가 필요하다. 예를 들면, 테니스공이 지나가는 것을 바라볼 때나 버스에서 책을 읽을 때와 같이 일상생활에서 VOR이 억제됨을 경험하고 있는데 수동적인 vHIT 과정에서는 두부충동이 약 80 ms로 발생할 때 VOR 억제가 시작된다.[17] 즉 머리 충동이 자극이 끝날 무렵 발생하는데 우리는 이를 SHIMP (Suppression HIMP)라 칭한다. SHIMP는 HIMP와 같이 두부충동 자극 방법은 같다. 그러나 HIMP와 달리 벽에 고정 표정을 두는 것(earth fixed target)이 아니라, 머리에 고정된 레이저를 벽에 투사하여(head fixed target) 환자에게 주시하게 하고 두부충동 시 머리가 움직임에 따라 표적이 함께 움직일 수 있도록 한다.[14] SHIMP 검사의 결과는 기존의 HIMP 검사를 보완한다. 건강한 사람들에서는 SHIMP 검사에서 큰 교정단속 운동이 발생하고(그림 2.19.B), 전정기능이 저하된 환자에서는 교정용 단속 운동을 발생하지 않는다(그림 2.20.B).

두부충동 시 VOR은 머리 반대 방향으로 눈을 움직이게 하고, 건강한 사람들은 두부충동의 초기 단계(~80 ms) 동안 VOR을 억제하지 않기 때문에 그들의 시선은 머리에 고정된 표적으로 발생하는 VOR에 의해 유도된다. 예를 들어, 머리를 좌측으로 돌리면, VOR은 머리의 눈을 우측으로 돌리면서 시선을 고정시키고, 충동이 끝나면 시선은 좌측을 향하게 된다. 이 때 건강한 사람들은 머리 회전 방향과 같은 방향인 좌측으로 큰 비보상성 단속운동(anti-compensatory saccade)이 발생한다. SHIMP는 HIMP에 비해 전정안반사 이득이 조금 낮은 것으로 알려져 있다.

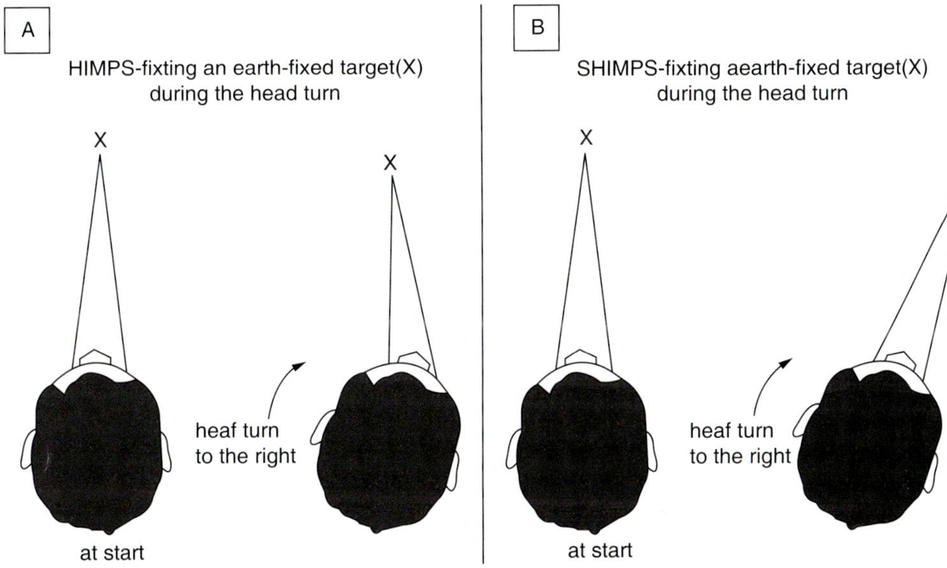

그림 2.15 **세반고리관의 기능을 측정할 수 있는 두 가지 방법.** (A) HIMPs protocol (the classical test protocol). 환자는 두부충동 시 고정된 target에 시선을 고정할 수 있어야 한다. 건강한 피검자는 단속운동이 없거나 아주 작은 단속운동을 만든다. (B) SHIMPs protocol. 두부충동방법은 같으나 환자는 머리 회전 중 움직이는 target에 시선을 고정해야 한다. 건강한 피검자는 큰 단속운동을 만든다.

전정 기능 손상 환자의 경우, VOR 부재는 두부충동검사 동안 머리에 고정된 표적에 시선을 계속 고정하게 된다. 따라서 두부충동이 끝나도 시선은 여전히 목표물에 고정되어 있기 때문에 단속운동이 발생하지 않는다. 정확히 HIMP와 반대의 결과를 보인다. 예를 들어, 일측성 전정기능장애 환자는 건측으로 두부충동 시 큰 SHIMP saccades를 보여주고 병변측으로 두부충동 시에는 SHIMP saccades가 작거나 나타나지 않는다. 최근에는 단속운동의 크기가 반고리관의 기능을 대변한다고 보고된다.[18] 단속운동시 눈 속도에 영향을 미치는 많은 요인이 있기 때문에 단속운동의 크기로 반고리관의 기능은 평가할 때는

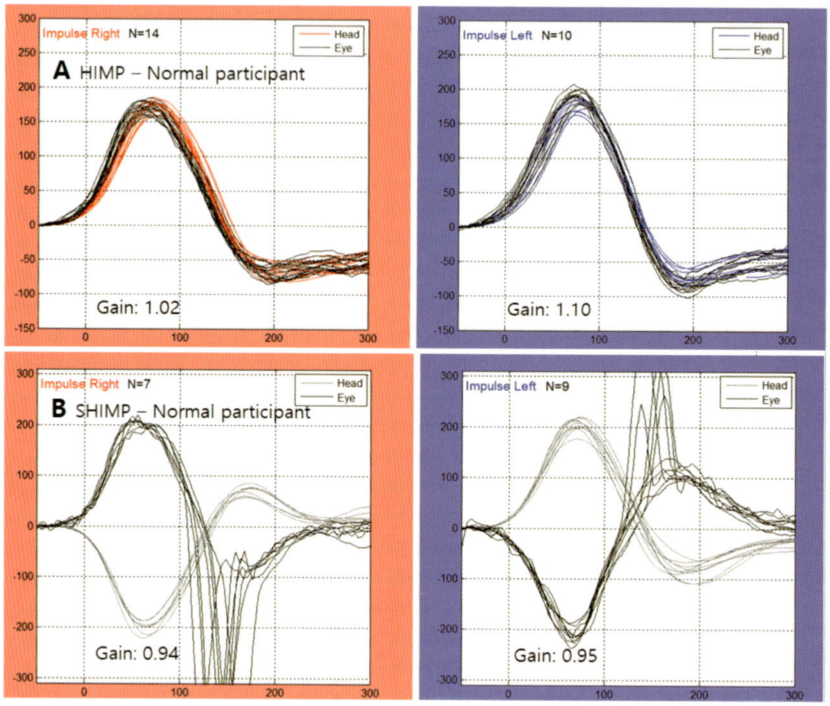

그림 2.16 정상인에서 HIMP 검사(A) and SHIMP 검사 (B). (A) HIMP에서 정상인은 두부충동이 끝난 후 아주 약한 교정성 단속운동을 보인다. (B) SHIMP에서는 두부충동이 끝난 후 비보상성의 단속운동을 보이며 이는 target으로 돌아가려는 비보상성의 눈의 움직임을 반영한다.

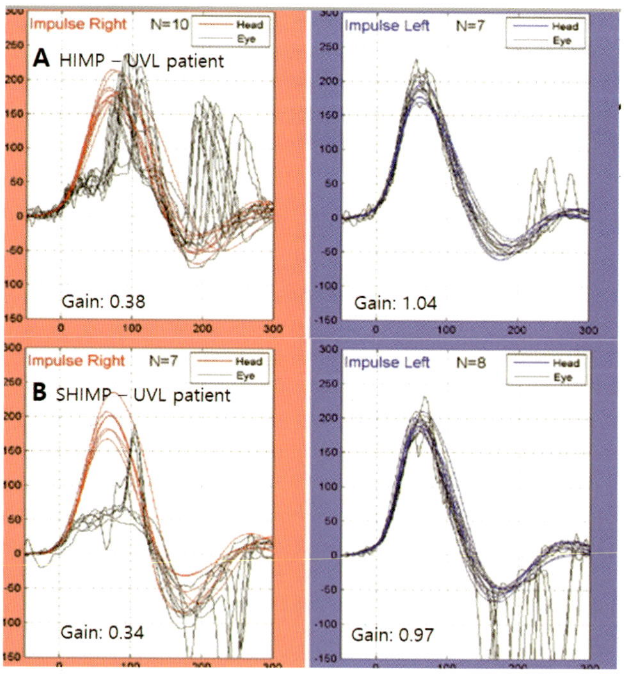

그림 2.17 편측 전정기능 저하 환자에서 HIMP (A)와 SHIMP 검사(B). (A) 병변측으로 두부회전 시 covert, overt 단속운동을 보인다. (B) 병변측 두부회전 시 SHIMPs saccades는 거의 관찰되지 않는다.

주의가 필요하다. SHIMP 과정은 전정안반사 이득(VOR gain)과 교정단속운동(corrective saccade) 속도(velocity)를 평가하는 척도로 사용되는데 전정안반사 이득은 HIMP와 유사하게 측정되나 HIMP에서 이득을 측정하는 데 문제가 되는 covert saccade를 효율적으로 제거 할 수 있는 이점이 있다(그림 2.17).

2.7 수직 반고리관 평가

수직 반고리관은 양측에 앞, 뒤 반고리관이 있으므로 총 4개가 존재하며, 검사 시에 우측

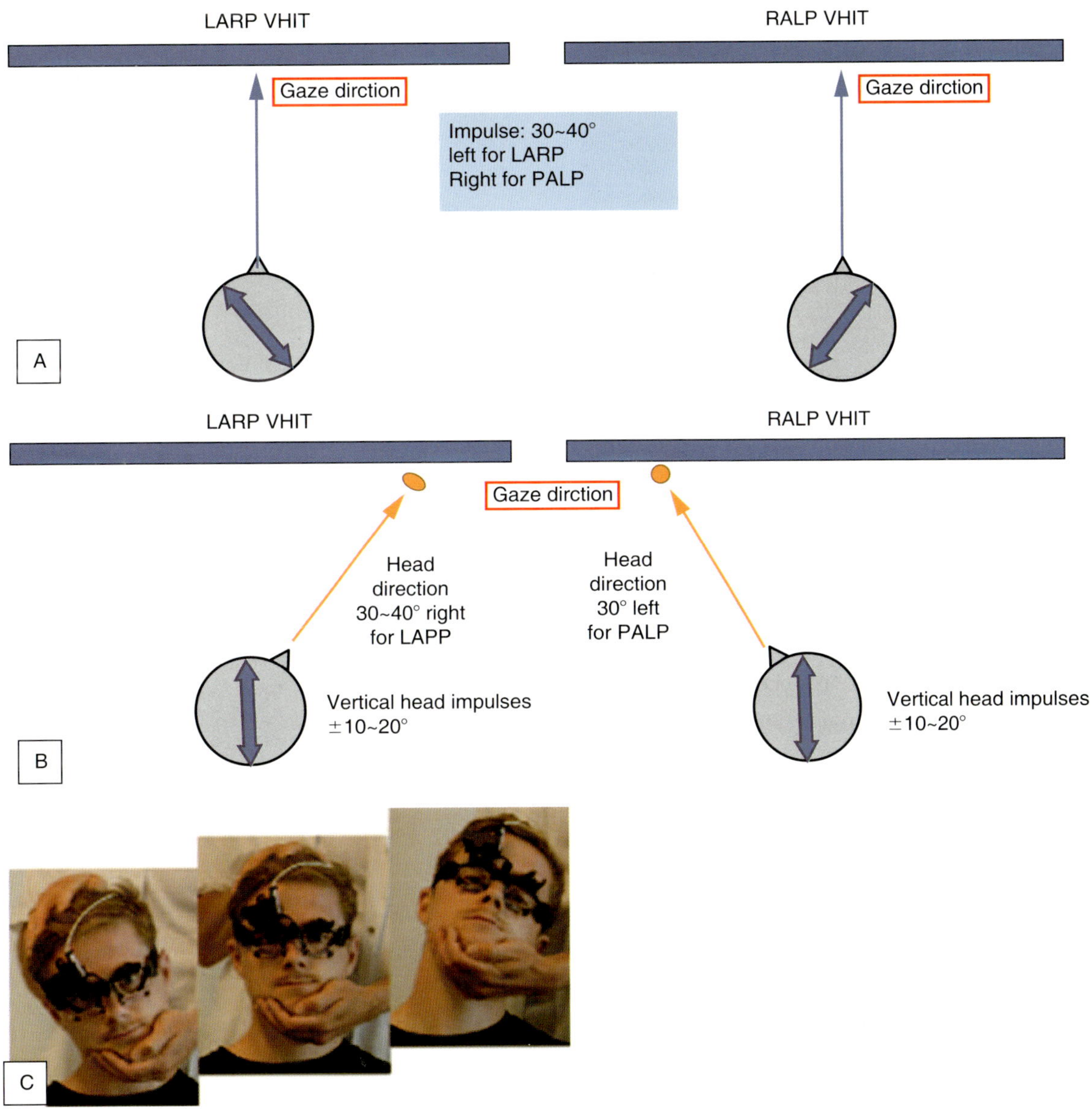

그림 2.18 EyeSeeCam®의 수직 반고리관 검사시행방법.

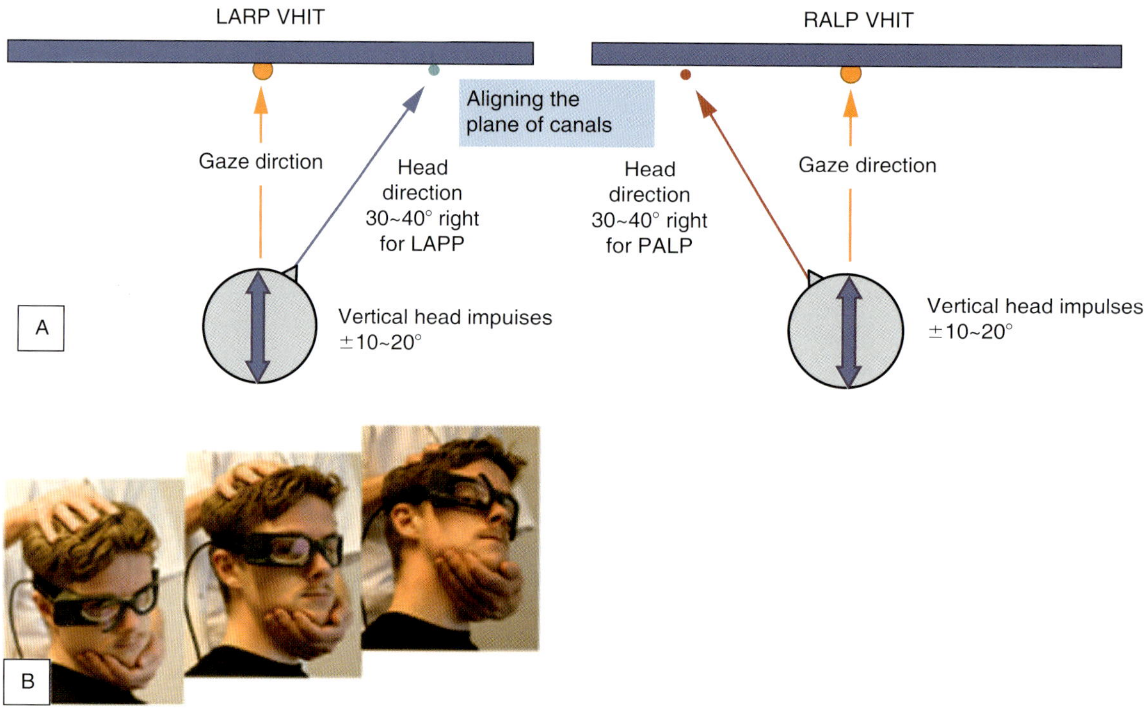

그림 2.19 ICS Impulse®의 수직 반고리관 검사시행방법.

앞 반고리관과 좌측 뒤 반고리관이 한쌍을 이루고 RALP (right anterior left posterior)로 부르며, 좌측 앞 반고리관과 우측 뒤 반고리관이 한쌍을 이루고 LARP (left anterior right posterior)라 부르며, RALP 혹은 LARP 중 하나를 먼저 평가하고 반대측을 검사하면 된다. 권유되는 두부충동의 속도는 외측반고리관에 비해 조금 낮아서 이상적으로는 100~150°/sec 정도이며 최소 50°/sec 이상은 되어야 한다. 200°/sec 이상의 속도는 안전상 권유되지 않는다. 해부학적 구조상 위, 아래 방향으로 충동을 시행하며, 약 10~15 도정도면 충분하며 턱이 1인치(약 2.54 cm) 움직이면 10도의 각이 움직이는 것을 참고로 약 3cm 정도 움직인다는 생각으로 충동을 시행하면 된다.[19] 수직 두부충동은 수평 두부충동보다 자극 전달이 어려운데, 수직 반고리관 평면은 머리에 대각선으로 놓여있어 검사시 수직으로 목을 움직이는 것은 자극 전달이 어렵고 환자가 불편할 수 있다. 고글의 미끄럼짐에 더욱 민감하고 상대적으로 아시아인은 대체적으로 눈이 작아 수직 안구 운동을 평가하는 데 어려움이 있다.[20]

수직 반고리관의 검사 시행 방법은 수평 반고리관과는 다르다. 각 canal과 같은 방향으로 충동을 가하게 되는데, 제품마다 권유되는 방법이 다르다.

그림 2.18을 보면 EyeSeeCam® (interacoustics, Denmark)에서 검사시행방법으로 매뉴얼에 소개하는 방법으로 두가지가 소개되어 있다. 그림 2.18.A는 환자는 정면을 주시하고 검사자는 수직 반고리관을 자극하는 방향으로 30~40도 대각선으로 자극을 준다. 그림 2.18.C와 같이 시행한다. 다른 방법으로 그림 2.18.B처럼 머리를 30~40도 돌리고 시선은

회전한 머리와 같은 방향을 바라 보는 것이다. 가해지는 충동은 앞, 뒤인 순수한 pitch 운동을 이용하게 되는데 검사자가 충동을 실행하는 것이 쉽고 올바르게 반고리관을 자극할 수 있다.

그림 2.19는 ICS Impulse® (GN Otometrics, Denmark)의 실행방법으로 그림 18-B 처럼 머리를 돌리고 앞뒤로 충동을 주는 것은 같으나 시선 역시 충동 방향과 같은 정면을 바라 보는 것은 다르다.

머리는 수직 반고리관의 축과 일치하도록 45도를 돌리는 것이 이상적이다. 하지만 현실적으로 그런 경우 정면을 주시하기가 쉽지 않다. 그래서 실제로는 35도 정도 돌리게 된다. 10도를 적게 돌리게 되더라도 코사인 10도 정도인 2% 적게 힘이 전달되므로 크게 효과가 감소하는 것은 아니다. 다만 반대측 반고리관이 사인 10도인 17%의 힘을 받기 시작한다. 예를 들면, 머리를 35도를 돌리고 두부충동 속도를 200°/sec를 가한다면 자극을 주는 반고리관은 196°/sec, 반대측 반고리관은 34°/sec의 자극을 받게 된다.[21]

시선의 위치는 ICS Impulse®의 매뉴얼에서는 정면 쪽의 fixation dot을 보도록 권유한다. 수직 반고리관의 면과 평행한 면을 바라보게 되고 그런 경우 안구의 움직임 역시 순수하게 수직으로만 움직이게 된다. vHIT에서는 실제 움직이는 안구를 고속 카메라로 촬영을 하여 이득을 계산하는데 실제 안구의 움직임과 카메라에서 촬영되는 눈의 움직임의 차이를 이해하여야 한다. 즉, 안구는 horizontal, vertical, torsional 요소, 즉 세 가지 방향으로 움직일 수 있지만 고속 카메라로 촬영되는 동공을 추적하는 vHIT는 안구의 horizontal, vertical 요소만 측정이 가능하다. 즉, 현재 카메라 기술로는 torsional 요소를 측정하기 위해서는 해상도가 20배 이상 증가해야 하며, 그렇게 할 경우 카메라 frame rate를 현재 120~250 frames/sec에서 60 frame/sec 수준으로 줄여야 하며 이럴 경우 교정성 단속운동의 존재를 정확하게 확인이 어렵다. 따라서 수직 반고리관의 자극에서는 안구의 움직임에서 torsional 요소를 줄이는 것이 중요하며 그러기 위해서는 반고리관과 시선이 평형을 이뤄야 한다.[22]

두 제품의 결과를 비교하였을 때 비슷한 방법인 수평 반고리관의 이득은 두 제품의 결과가 비슷하였으나, 수직 반고리관에서는 ICS Impulse®가 검사자간, 반복검사 간의 결과가 유사하게 나타내는 것으로 알려졌다.[23]

참고문헌

1. Cnyrim CD, Newman-Toker D, Karch C, et al. Bedside differentiation of vestibular neuritis from central "vestibular pseudoneuritis". J Neurol Neurosurg Psychiatry 2008;79:458-60.
2. Newman-Toker DE, Kattah JC, Alvernia JE, et al. Normal head impulse test differentiates acute cerebellar strokes from vestibular neuritis. Neurology 2008;70:2378-85.
3. Kattah JC, Talkad AV, Wang DZ, et al. HINTS to diagnose stroke in the acute vestibular syndrome: three-step bedside oculomotor examination more sensitive than early MRI diffusion-weighted imaging. Stroke 2009;40:3504-10.
4. Choi KD, Oh SY, Kim HJ, Kim JS. The vestibulo-ocular reflexes during head impulse in Wernicke's encephalopathy. J Neurol Neurosurg Psychiatry 2007;78:1161-2.

5. Weber KP, Aw ST, Todd MJ, McGarvie LA, Curthoys IS, Halmagyi GM. Horizontal head impulse test detects gentamicin vestibulotoxicity. Neurology 2009;72:1417-24.
6. MacDougall HG, Weber KP, McGarvie LA, et al. The video head impulse test: diagnostic accuracy in peripheral vestibulopathy. Neurology 2009;73:1134-41.
7. Weber KP, MacDougall HG, Halmagyi GM, Curthoys IS. Impulsive testing of semicircular-canal function using video-oculography. Ann N Y Acad Sci. 2009;1164:486-91.
8. Suh MW, Park JH, Kang SI, Lim JH, Park MK, and Kwon SK. Effect of Goggle Slippage on the Video Head Impulse Test. Otol Neurotol 2017;38:102-9
9. Halmagyi GM, Curthoys IS. A clinical sign of canal paresis. Arch Neurol 1988;45:737-9.
10. Halmagyi GM. Diagnosis and management of vertigo. Clin Med 2005;5:159-65.
11. McGarvie LA, Martinez-Lopez M, Burgess AM, MacDougall HG, Curthoys IS. Horizontal Eye Position Affects Measured Vertical VOR Gain on the Video Head Impulse Test. Front Neurol. 2015;6:58.
12. Weber KP, Aw ST, Todd MJ, McGarvie LA, Curthoys IS, Halmagyi GM. Head impulse test in unilateral vestibular loss: vestibulo-ocular reflex and catch-up saccades. Neurology 2008;70:454-63.
13. Lee SH. Clinical Application of the Head Impulse Test in Vestibular Disorders. Res vestib Sci 2015;14;1-8.
14. McGarvie LA, MacDougall HG, Halmagyi GM, Burgess AM, Weber KP, Curthoys IS2. The Video Head Impulse Test (vHIT) of Semicircular Canal Function - Age-Dependent Normative Values of VOR Gain in Healthy Subjects. Front Neurol. 2015;6:154.
15. Cremer PD, Halmagyi GM, Aw ST, Curthoys IS, McGarvie LA, Todd MJ, et al. Semicircular canal plane head impulses detect absent function of individual semicircular canals. Brain 1998;121:699-716.
16. Mantokoudis G, Saber Tehrani AS, Kattah JC, Eibenberger K, Guede CI, Zee DS, Newman-Toker DE. Quantifying the vestibulo-ocular reflex with video-oculography: nature and frequency of artifacts. Audiol Neurootol. 2015;20(1):39-50.
17. Crane BT, Demer JL. Latency of voluntary cancellation of the human vestibulo-ocular reflex during transient yaw rotation. Exp Brain Res 1999;127:67-74.
18. Shen Q, Magnani C, Sterkers O, Lamas G, Vidal PP, Sadoun J, et al. Saccadic velocity in the new suppression head impulse test: a new indicator of horizontal vestibular canal paresis and of vestibular compensation. Front Neurol 2016;7:160.
19. Halmagyi GM, Chen L, MacDougall HG, Weber KP, McGarvie LA and Curthoys IS. The Video Head Impulse Test Neurology 2017;8:258
20. MacDougall HG, McGarvie LA, Halmagyi GM, Rogers SJ, Manzari L, Burgess AM, et al. A new saccadic indicator of peripheral vestibular function based on the video head impulse test. Neurology 2016;87:410-8.
21. Janky KL, Patterson J, Shepard N, Thomas M1, Barin K, Creutz T, Schmid K, Honaker JA. Video Head Impulse Test (vHIT): The Role of Corrective Saccades in Identifying Patients With Vestibular Loss. Otol Neurotol. 2018;39(4):467-73.
22. Alhabib SF, Saliba I. Video head impulse test: a review of the literature. Eur Arch Otorhinolaryngol. 2017;274(3):1215-22.
23. Abrahamsen ER1, Christensen AE, Hougaard DD. Intra- and Interexaminer Variability of Two Separate Video Head Impulse Test Systems Assessing All Six Semicircular Canals. Otol Neurotol. 2018;39(2):e113-e22.

CHAPTER 03

비디오두부충동검사 각종 지표와 결과

학습목차

나윤찬, 구자원

3.1 서론

비디오두부충동검사(video head impulse test, vHIT) 결과 지표에 대한 고찰에 앞서 검사의 바탕이 되는 전정-안반사(vestibulo-ocular reflex, VOR)와 시야 안정 원리에 대하여 간단히 소개하자면 반고리관(semicircular canal)에 의해 유발되는 회전전정안반사(angular VOR)는 머리 회전 시에 반대 방향으로 같은 각속도의 안구 회전을 유발하여 시야를 안정시키는 생리적 기능을 의미한다.[1] 전정안반사(VOR)는 저주파에서는 그 이득(gain)이 0.3~0.6 낮아 근본적으로 원활추종운동(smooth pursuit)으로 보상되지만, 일반적으로 두부충동검사(head impulse test, HIT)가 시행되는 고주파영역(1~5 Hz)에서의 이득은 1.0에 가깝다.[2] 전정신경질환으로 전정안반사(VOR)에 이상이 발생하는 경우에는 머리 회전에 대응하는 충분한 보상적인 안구 운동이 일어나지 못하게 된다. 이로 인해 주시하던 목표물이 망막의 중심오목(fovea centralis)에서 벗어나게 되는 망막상유동(retinal slip)이 발생한다. 이러한 망막상유동(retinal slip)이 일정속도(2~3°/s) 이상인 경우 안구의 교정단속운동(corrective saccades)이 유발되어 안정된 시야를 유지하게 된다. 교정단속운동은 망막의 중심오목(fovea centralis)과 망막주변부에 맺힌 물체의 상 사이의 간극이 유발 자극이 되어 일어나는 안구운동으로 근본적으로 전정신경계가 아닌 신속안구운동계(saccadic eye movement system)에 의해 매개된다. 하지만, 일반적으로 시각 자극에 의해 교정단속운동(corrective saccades)이 유발되는 경우 그 잠복기는 200 ms 정도로 알려져 있으며, 특수한 조건에서 관찰될 수 있는 가장 빠른 교정단속운동인 express saccade의 잠복기 또한 90~130 ms로 알려져 있으나, vHIT 검사에서 관찰되는 교정단속운동의 경우 그 잠복기가 express saccade보다도 더 짧은 50~150 ms로 관찰되기도 하여 전정신경계가 관여하는 것으로 추정되고 있다.[3,4] 이러한 교정단속운동은 그 동안 corrective saccade,[5] refixation saccade,[6] compensatory saccade[4] 등으로 다양하게 기술되어 왔으나 임상적인 의미에는 큰 차이가 없다.

3.2 비디오두부충동검사 주요 지표 해석

비디오두부충동검사(vHIT)가 도입된 이후에는 각 반고리관의 전정안반사(VOR) 이득(gain)이 측정되면서 이 결과만을 보고 진단하는 경우가 있다. 하지만 VOR 이득(gain)이 감소하는 경우에는 중추신경계 이상이 없는 이상 시야 안정을 위한 교정단속운동(corrective saccades)이 동반된다. 기존 임상두부충동검사(bedside head impulse test)에서는 이러한 교정단속운동을 확인하여 전정기능이상을 진단하였다. 이는 비디오두부충동검사(vHIT)에 있어서도 마찬가지로 VOR 이득(gain)에 대한 평가에 앞서 비정상적인 교정단속운동의 발생 여부에 대한 확인을 시행해야 한다. 전체적인 검사 지표 해석은 우선 교정단속운동이 유발되기에 충분한 150~250°/s 정도의 최대머리회전속도(peak head velocity)를 가지는 충동 회전(head impulse rotation)이 이루어졌는지 확인하는 데에서 시작한다.[7-9] 실제 검사에 있어서 이 부분은 상용화된 프로그램이 적절한 충동 회전이 이루어진 결과만을 선택하여 자동으로 분석하는 경우가 대부분이다. 적절한 자극이 이루어진 경우 발생한 교정단속운동의 최대 속도(peak saccade velocity), 재현성(consistency), 잠복기(latency)를 바탕으로 비정상 교정단속운동(abnormal corrective saccades)의 발생 여부를 평가한다. 마지막으로 확인된 비정상 교정단속운동을 설명할 수 있는 VOR 이득(gain)의 이상에 대하여 평가한다(그림 3.1).

3.3 교정단속운동(corrective saccade)

뚜렷한 평형기능 이상이 없는 경우에도 수평반고리관 기준 약 20~50% 정도의 환자에서 충동 회전 시 교정단속운동(corrective saccade)이 관찰된다.[1,10,11] 수직반고리관의 경

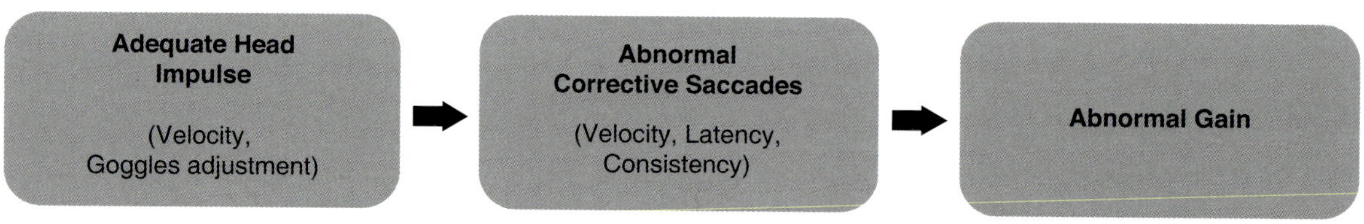

그림 3.1 비디오두부충동검사(vHIT)의 지표 해석. 1) 머리움직임 평가. 전정안반사(VOR)를 평가하기에 적절한 최대머리회전속도(peak head velocity)의 달성, 고글의 미끄러짐 통제 등 충동 회전의 적절성을 확인한다. 2) 안구반사 평가. 교정단속운동(corrective saccades)의 동반 여부, 그 속도(peak saccade velocity), 잠복기(latency), 재현성(consistency)을 관찰함으로써 병적인 교정단속운동 발생을 확인한다. 3) 이득계산. 확인된 병적 교정단속운동은 부적절한 VOR에 대한 보상성 안구움직임이므로 VOR 이득(gain)을 지표로 산출할 수 있다.

우 수평반고리관에 비해 교정단속운동의 발생 빈도가 상대적으로 낮아 대략 15~30% 정도에서 관찰되며, covert saccade의 비율이 높은 것으로 보고되었다.[10] 이러한 교정단속운동(corrective saccade)은 망막에 맺힌 물체의 상이 중심오목(fovea centralis)에서 벗어나는 망막상유동(retinal slip)의 크기가 클수록 교정단속운동의 최대 속도(peak saccade velocity)가 커지는 것으로 보고되었다.[12,13] 교정단속운동은 젊은 연령대와 성인에서도 약 10~20% 정도의 비율로 관찰되며, 연령에 따라 그 빈도가 증가하는 것으로 알려져 있다.[1,10,11] 특히 70세 이후의 고령에서는 유의하게 증가하여 50% 이상에서 관찰되기도 하는 것으로 보고되었으며, 이는 고령에서의 VOR 이득(gain) 감소에 대하여 교정단속운동이 보상적으로 시야 안정에 도움을 주는 것으로 추정된다(그림 3.2).[14] 하지만 그 발생 원인이 VOR 이득(gain)의 감소를 보완하기 위한 생리적 기전인지 여부에 대해서는 아직 결론이 나지 않았으며, 고령에서 안구단속운동(saccade)에 대한 억제의 감소, 시선고정(fixation) 기능의 이상 등 다양한 후보 기전이 제시되고 있다.[10,15,16] 교정단속운동(corrective saccade)이 관찰되는 대상에서는 관찰되지 않는 대상에 비해 VOR 이득(gain)이 조금 낮게 측정되지만 두 경우 모두 이득(gain)은 정상 범위인 것으로 보고되었다.[14] 이와 같이 전정기능이 정상인 경우에 관찰되는 교정단속운동의 경우 교정단속운동의 최대 속도(peak saccade velocity)가 약 50~60°/s 정도로 보고되었다.[1,10,11]

교정단속운동은 그 발생 시점에 따라 크게 충동 회전(head impulse rotation)이 종료되어 그 속도가 0°/s 지점을 통과하기 이전에 발생하는 covert corrective saccade와 충동 회전이 종료된 이후에 발생하는 overt corrective saccade로 나눌 수 있다. 임상적으로는

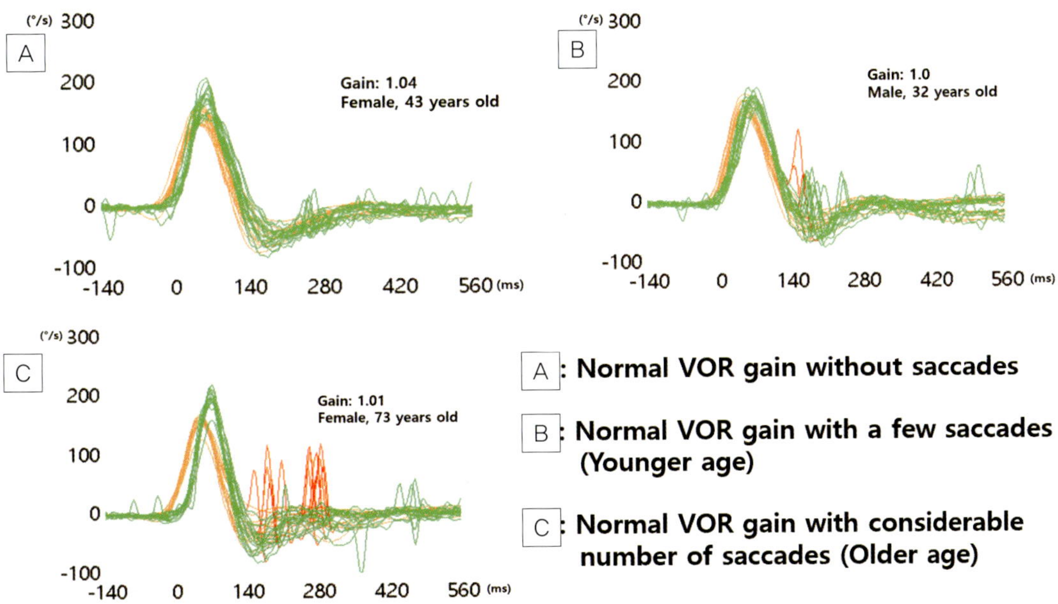

그림 3.2 정상 VOR 이득(gain)을 가진 비디오두부충동검사(vHIT) 결과. VOR 이득(gain)이 정상인 경우 교정단속운동이 동반되지 않는 경우가 가장 많은 비율을 차지하지만(A), 비교적 젊은 연령대에서도 20~50% 정도에서 교정단속운동이 관찰될 수 있으며(B), 그 발생빈도는 고령인 경우 뚜렷하게 증가하는 것으로 보고되었다(C).

머리와 안구가 회전 중에 발생하는 covert corrective saccade는 육안으로 관찰이 어려우며, 그 결과 비디오두부충동검사가 아닌 임상두부충동검사(bedside head impulse test)를 통해서는 관찰되지 않는다. 두 가지 corrective saccade 간의 근본적인 차이는 발생한 잠복기(latency)가 다르다는 점으로 구별할 수 있다. 보고된 바에 따르면 머리 회전이 시작된 시점부터 overt corrective saccade는 평균적으로 245 ms 후에 covert corrective saccade는 145 ms 후에 발생하는 것으로 보고되었다(그림 3.3).[17-19] 이에 대하여 overt corrective saccade의 경우 발생 잠복기가 통상적인 교정단속운동이 작동하는 범위에 있어 중추안구운동계의 역할이 추정되고 있으나, covert corrective saccade의 경우 그 발생 기전에 대한 확실한 결론이 나지 않은 상태이다.[17,20] 전정기능이 정상인 경우에 관찰되는 교정단속운동은 overt corrective saccade만 관찰되는 경우가 약 70~80% 정도로 흔하고, overt, covert corrective saccade가 모두 관찰되는 경우와 covert corrective saccade만 관찰되는 경우가 각각 10~15% 정도를 차지하는 것으로 보고되고 있다.[1] 연령이 증가하면서 overt corrective saccade의 빈도는 증가하지만 covert corrective saccade는 크게 변화하지 않는 것으로 보고되었다.[10]

3.4 전정기능 이상이 있는 경우의 교정단속운동

일측성 전정기능 이상이 발생한 경우 교정단속운동의 발생빈도(frequency)가 증가하여 수평반고리관의 기준 전정기능이 정상인 경우 충동회전(head impulse rotation)당 15~30% 정도로 발생하던 교정단속운동이 140~150% 정도의 빈도로 관찰되어 한 번의 impulse당

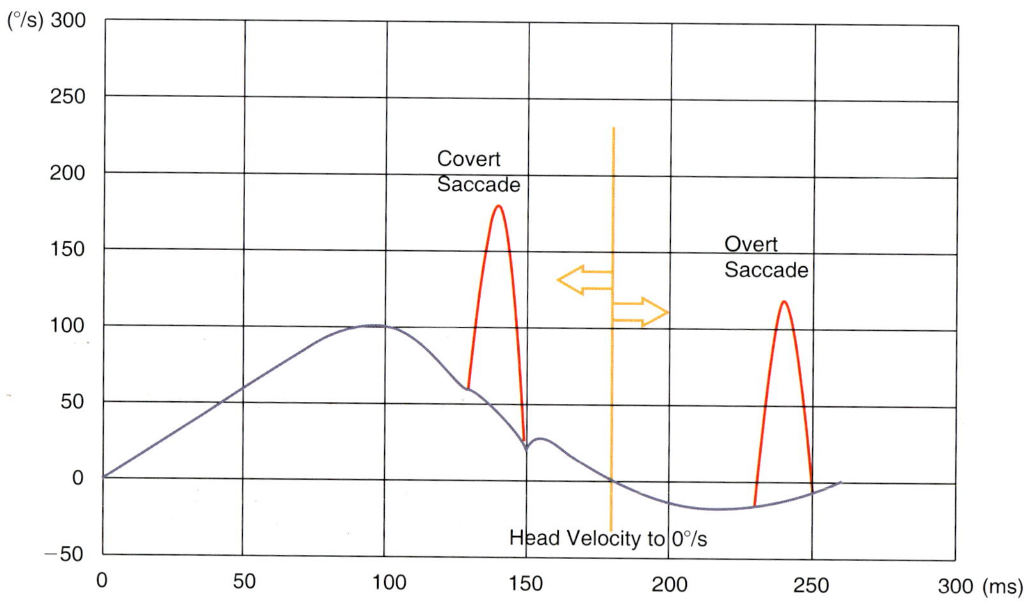

그림 3.3 교정단속운동의 종류. Head impulse velocity가 0°/s 지점을 통과하기 이전에 교정단속운동이 발생한 경우 covert corrective saccade로, 이후에 발생한 경우 overt corrective saccade로 정의한다.

약 1.5번의 교정단속운동이 관찰되는 것으로 보고되었다.[8,10] 수직반고리관들의 경우에도 전정기능이 정상인 경우 15~30%의 빈도로 관찰되던 교정단속운동이 일측성 전정기능 이상이 발생한 경우 40~60% 정도로 증가하는 것으로 알려졌다.[10] VOR 이득(gain)이 감소한 경우 주로 overt corrective saccade의 빈도(frequency) 및 peak saccade velocity가 증가하는 것으로 보고되었으며, 그 잠복기(latency) 또한 적은 범위이지만 감소하는 것으로 보고되었다.[8] 이러한 overt corrective saccade의 증가는 주관적인 어지럼증 변화와도 연관이 높은 것으로 보고되었다.[8] 반면에 covert corrective saccade는 상대적으로 VOR 이득(gain)의 변화에 큰 영향이 없는 것으로 보고되었으며, 주관적인 어지럼증 정도와도 비교적 연관이 적은 것으로 보고되었다.[8]

전정기능 이상이 발생한 경우 교정단속운동의 최대 속도(peak saccade velocity) 또한 정상에 비해 유의하게 증가하는 것으로 보고되었다.[1,8,21] Peak saccade velocity는 VOR 이득(gain)에 반비례하여 증가하는 특성이 있으므로 전정기능의 손상 정도에 따라 다양하게 측정되어 특정 cutoff point를 결정하기는 어려우나, 적절한 머리회전속도(head impulse velocity)를 유지하였을 때에 측반고리관(lateral semicircular canal)의 경우 110~135°/s, 수직반고리관(posterior and anterior semicircular canal)의 경우 100°/s 정도 이상으로 측정되는 경우 비정상 교정단속운동(abnormal corrective saccade)으로 판단할 수 있다.[1,8,10,17,21] 일측성 전정기능 이상이 발생한 각 개인에 따라 실제 측정되는 peak saccade velocity는 측반고리관 기준 100~180°/s 범위에서 분포하며, 그 평균은 약 140~150°/s인 것으로 보고되었다.[1,8,10,17,21] 구체적으로 overt corrective saccade의 peak saccade velocity는 평균 148°/s 정도로, covert corrective saccade의 peak saccade velocity는 249°/s 정도로 보고되었다.[17] 양측성 전정기능이상이 발생한 경우에는 일측성에 비해 유의하게 높은 peak saccade velocity가 발생하는 것으로 알려져 있으며, 대략 150−220°/s의 범위에서 그 평균은 190°/s 정도로 보고되었다.[21]

충동 회전을 시작한 시점부터 교정단속운동의 최대 속도(peak saccade velocity)가 관찰된 시점까지의 시간을 잠복기(latency)로 정의하였을 때에 정상인에서 교정단속운동의 평균 잠복기는 대략 210~250 ms 범위에서 그 평균은 215~230 ms로 보고되었다.[17,21] 평형 기능 이상이 발생한 경우에는 잠복기가 유의하게 감소하며, 아직 정확한 기준에 대해서는 연구 중이지만 일반적으로는 충동 회전이 시작된 후 100 ms부터 충동 회전이 종료된 후 100 ms 이내에 발생한 단속운동을 교정단속운동으로 판단한다.[8,21] 일측성 전정기능 이상이 발생한 경우 약 190~250 ms 범위에서 평균 잠복기는 220 ms 정도로 보고되었으며, 양측성 전정기능감소가 발생한 경우 잠복기 감소가 더욱 확연하여 170~220 ms 범위에서 평균 잠복기는 190 ms 정도로 보고되었다.[21] 전정기능이상을 진단할 수 있는 잠복기(latency)의 cutoff point는 약 190 ms로 보고되었다.[21]

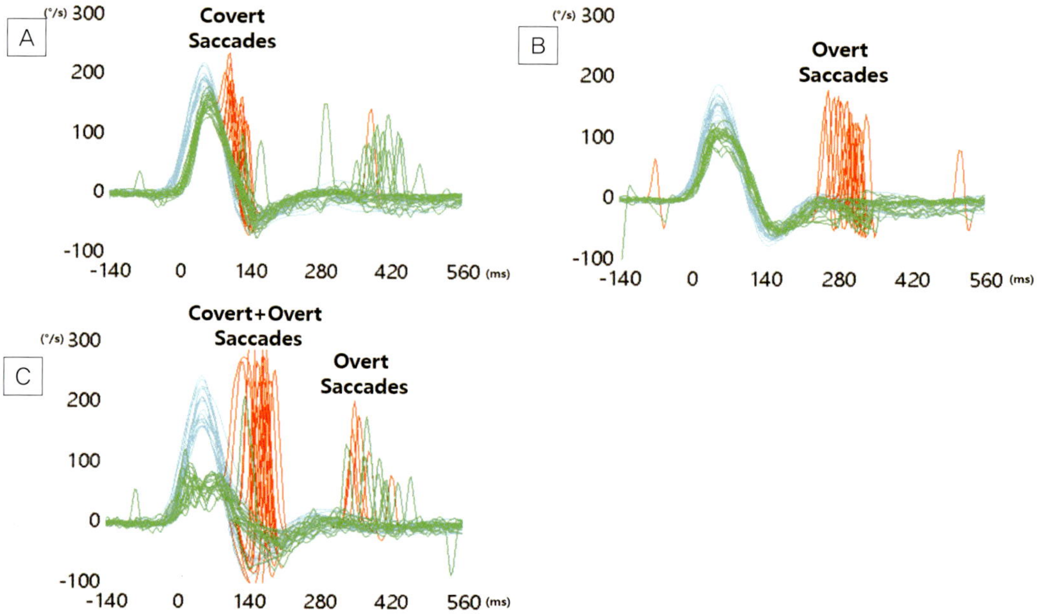

그림 3.4 VOR 이득(gain)이 감소한 경우의 교정단속운동. VOR 이득(gain)이 감소한 경우 이에 상응하는 교정단속운동이 발생하게 되며, 그 종류는 covert corrective saccade (A), overt corrective saccade (B), 그리고 overt, covert saccades가 함께 발생한 경우 (C) 등으로 다양하다. 특히 그림 C에서는 그래프 좌측의 covert corrective saccades와 우측 overt corrective saccades가 각각 발생한 것으로 보이지만, 실제로 좌측의 saccades는 자세히 보았을 때에 head velocity가 0°/s로 감소하기 이전에 발생한 saccades의 비율은 높지 않으며 대부분이 overt corrective saccades임에 주의한다.

3.5 VOR 이득(gain)의 계산

비디오두부충동검사(vHIT)의 이득(gain)은 머리 회전에 의해 발생하는 전정안반사(VOR)의 느린 성분의 반응(slow phase response)을 측정하는 것으로, 충동 회전 중의 다양한 시점에서 머리와 안구 각각의 회전 속도(velocity), 위치(position), 가속도(acceleration) 등을 비교하는 방법으로 계산되고 있다.[22-24]

회전 속도(angular velocity)를 비교하여 측정하는 방법의 경우, 최대 머리 회전 속도(peak head velocity) 혹은 최대 안구 회전 속도(peak eye velocity)가 발생하는 시점에서 머리와 안구 회전 속도를 비교하는 방법, covert corrective saccade에 의한 오차를 예방하기 위해 covert saccade가 관찰되기 시작하기 이전 특정 시점에서 비교하는 방법 등이 제안되었다.[7,24-26] 이처럼 어느 한 시점에서 속도를 비교하여 VOR 이득(gain)을 계산하는 방법("instantaneous gain" 혹은 "narrow window gain" 계산법)은 작은 차이도 민감하게 찾아낸다는 장점이 있으며, 두부충동검사 지표 측정의 표준(gold standard)으로 여겨지는 공막탐지코일(magnetic scleral search coil)을 이용한 측정에서 주로 사용되는 방법이다.[14] 하지만 안구에 밀착되어 머리 회전에 따른 미끄러짐(slippage)이 없는 공막탐지코일에서와는 달리, 비디오 고글(video goggles)을 이용한 비디오두부충동검사(vHIT)에서는 피부와 연조직의 영향으로 고글(goggles)과 안면골격 사이에 미끄러짐(slippage)이 발생하여 이른바 "bump artifact"가 발생할 수 있으므로 이로 인한 오차의 가능성을 고려할 필요가 있다(그림 3.5).[14)]

회전 위치(position)를 바탕으로 계산하는 경우, 충동 회전이 시작되어 그 속도가 0°/s로 돌아올 때까지 머리와 안구 회전각속도의 area under curve (AUC)를 계산하여 비교하는 방법이 주로 사용된다. 이처럼 이른바 "wide window gain" 계산법을 적용하는 경우에는 머리움직임을 시작하면서 발생한 미끄러짐(slippage)에 의한 오차(그림 3.5의 A부분 면적)가 머리움직임이 종료되는 과정에서 반대방향의 미끄러짐(그림 3.5의 B부분 면적)으로 상당 부분 상쇄(cancellation)되어 bump artifact에 의한 오차가 감소되는 장점이 있다.[14,23)] 반면에 이 방법에는 충동 회전 후반부에 발생하는 covert corrective saccade에 의해 결과가 왜곡될 가능성이 있어 VOR 이득(gain)을 계산하기 전에 반드시 안구단속운동(saccade)에 의한 안구움직임을 정밀하게 제거하는 과정(desaccading)이 선행되어야 한다.[9,22,24)]

가속도(acceleration)를 바탕으로 계산하는 방법은 일반적으로 최대 회전 가속도(peak angular acceleration)가 발생하는 시점을 중심으로 covert corrective saccade가 발생하기 이전까지 일정 시간 범위에서 머리 및 안구 회전 가속도를 계산하여 비교한다.[22)] 공막탐지코일(magnetic scleral search coil)을 이용하여 측정하는 경우 머리와 안구 회전 속도 간에

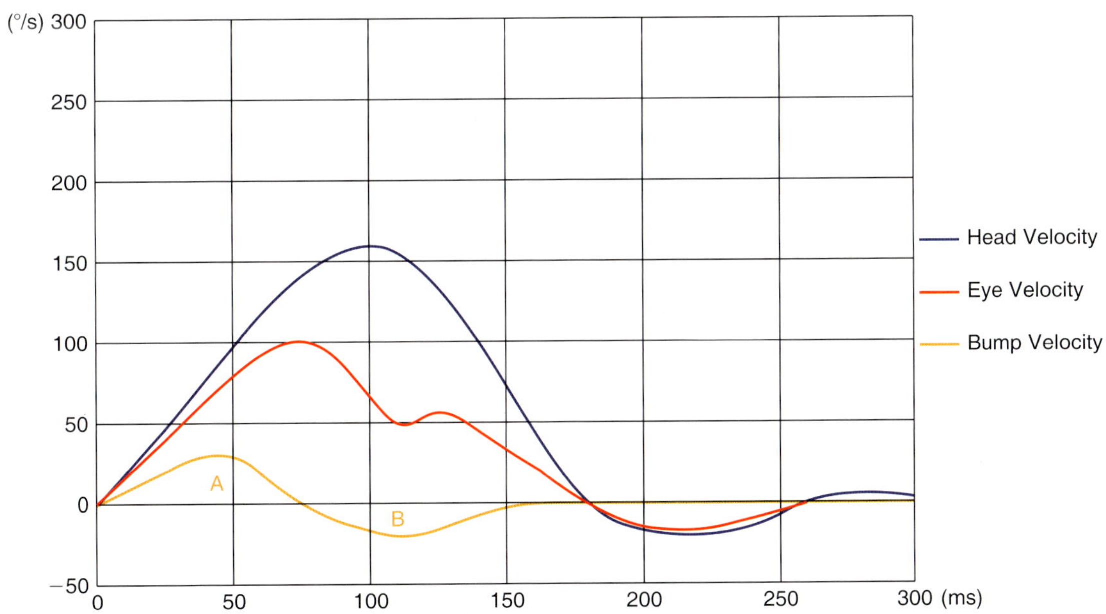

그림 3.5 비디오두부충동검사(vHIT)에서 주요 지표의 변화. 우선 적절한 머리회전각속도(파란 그래프)가 달성되었는지 확인한다. 고글(goggles)을 사용한 비디오두부충동검사의 경우(붉은 그래프), 피부와 연조직에서 발생하는 미끄러짐(slippage)으로 인해 impulse 초기에는 안구회전속도가 실제보다 크게 가중되어 측정되고, impulse 후반기에는 적게 측정되는 문제(이른바 bump artifact)가 발생할 수 있어 결과 해석 과정에 참고할 필요가 있다. 충동 회전이 시작되어 종료되는 시점까지 wide window 계산법을 통해 이득을 계산하는 경우, impulse 초반부에 발생한 가중된 안구 이동(노란 그래프의 A 부분)이 후반부에 감소된 안구 이동(노란 그래프의 B 부분)으로 어느 정도 상쇄되어 비교적 신뢰성 높은 VOR 이득(gain)을 계산할 수 있다.

비교적 안정적인 선형관계가 유지되므로 신뢰도가 높은 결과를 얻을 수 있지만, 비디오 고글(video goggles)을 이용하는 경우에는 앞에서 언급한 bump artifact로 인한 오차 발생의 가능성이 있다.[22)]

이처럼 VOR 이득(gain) 계산 방법은 다양하며 그림 3.6과 같이 사용되는 장비에 따라 적용되는 방법과 결과 표시 방법이 상이하다. 또한 각 방법에 따라 실제 측정된 이득 값에서도 조금씩 차이가 있음이 보고되어 검사 결과 해석 시에 적용된 계산 방식에 대한 고려가 필요하다.[23,24)]

3.6 VOR 이득(gain)의 정상 범위

보고에 따라 작은 차이는 있지만 정상인에서 VOR 이득(gain)은 일반적으로 1.0 정도로 측정된다.[1,11,22)] 정상인에서 VOR 이득은 고속 충동 회전(high velocity impulse)의 경우 70

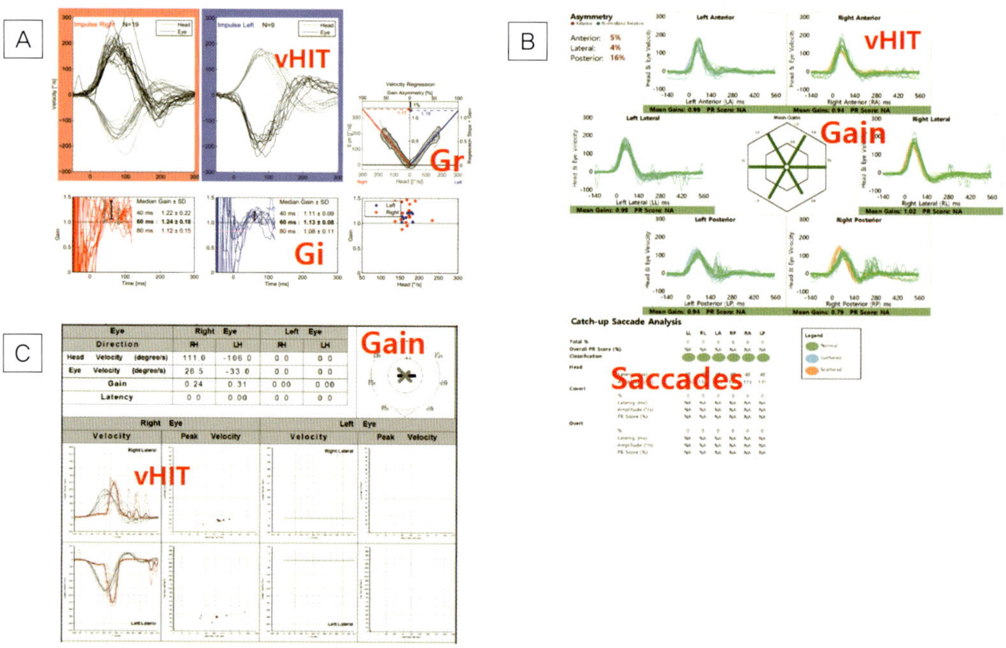

그림 3.6 실제 장비에서의 결과 표기 예시. 모든 장비에서 공통적으로 충동 회전에 따른 머리와 안구의 회전 속도를 표시한 시간-속도 그래프를 제공한다(vHIT). 실제로 측정된 VOR 이득(gain)은 다양한 방식으로 계산되어 표시된다. A 장비의 경우 40, 60, 80 ms에서 측정된 instantaneous gain (Gi)과 함께 충동 회전 시작 후 100 ms까지의 velocity regression을 통해 계산한 이득(Gr)을 표시해 준다. B 장비의 경우 충동 회전 시작부터 종료 시점까지 머리와 안구 회전의 시간-속도 그래프에 대한 area under curve (AUC)를 계산하여 VOR 이득(gain)을 구한다. VOR 이득(gain)은 각 반고리관 별 시간-속도 그래프 하단에 제시하며, 모든 반고리관에 대한 요약 그래프를 제공한다. Corrective saccade의 잠복기(latency), 속도(amplitude) 등도 표시된다(Saccades). C 장비의 경우 머리와 안구의 최대 회전 속도(peak velocity)를 비교하거나, 머리의 최대 회전 가속도(peak acceleration)가 발생하는 시점을 중심으로 일정 시간 구간에서 VOR 이득(gain)을 계산한다. 반고리관 별로 VOR 이득(gain)을 Table을 통해 제시하며, 모든 반고리관에 대한 요약 그래프를 제공한다. 실제 결과 표시 방식은 상용 장비 모델과 사용 모드에 따라 달라지므로 이에 대한 확인이 필요하다.

세까지, 저속 충동 회전(low velocity impulse)의 경우 90세 정도까지 일정하게 유지되는 것으로 알려져 있어, 고령의 환자가 아닌 이상 연령에 의한 영향은 크지 않으며, 성별에 따른 차이 또한 크지 않은 것으로 보고되었다.[1,11] 충동 회전 속도(head impulse velocity)가 증가함에 따라 일반적으로 VOR 이득(gain)은 점차 감소하는 것으로 알려져 있다.[11] 하지만 전정기능이 정상인 경우에는 통상적인 충동 회전 속도(head impulse velocity)를 넘어서는 350°/s에 이르는 범위까지도 충동 회전 속도 증가에 따라 전정안반사(VOR)로 유발되는 안구 이동이 선형으로 증가하여 VOR 이득(gain)은 평균적으로 1.0 부근(0.8~1.2)으로 유지되는 것으로 알려져 있다.[22] 하지만 전정기능 이상이 발생한 경우 충동 회전 속도(head impulse velocity)가 증가하는 만큼 전정안반사(VOR)로 유발되는 보상성 안구운동이 비례하여 증가하지 못하므로 충동 회전 속도가 증가할 수록 VOR 이득(gain)이 감소한다.[22] 충동 회전 방향에 따른 검사 결과의 차이가 있음을 보고한 경우도 있었으나, 대부분 우세한 손잡이 방향에 의한 영향으로 추정되고 있으며, 그 차이는 정상 범위 이내로 임상적인 진단에 영향을 주지는 않는 것으로 보고되고 있다.[10,11] 다만, 안구 내전 방향(adducting eye)의 이득(gain)이 안구 외전 방향(abducting eye)의 이득(gain)에 비해서 조금 높은 것으로 알려져 있다.[27]

3.7 전정기능이상이 있는 경우의 VOR 이득의 변화

평형기능감소가 발생한 경우 VOR 이득(gain)은 유의하게 감소한다. 보고에 따라 차이가 있지만 일측성 전정기능 감소가 발생한 경우 수평반고리관 기준 이득(gain)값이 0.8 이하인 경우 해당 반고리관의 이상을 진단할 수 있는 cutoff point로 제시되고 있다.[9,21] 실제 검사에서는 상용화된 장비에 정상 VOR 이득(gain)의 범위 및 비정상 결과에 대한 cutoff point가 표시되고 있다. 일반적으로 수평반고리관에 대해서는 0.8~1.2, 수직반고리관에 대해서는 0.7~1.2 정도가 정상범위로 표시되고 있으며, VOR 이득(gain)이 수평반고리관의 경우 0.8, 수직반고리관의 경우 0.7 이하로 감소한 경우 비정상적으로 VOR 이득(gain)이 감소한 것으로 표시된다. 전정기능 이상이 발생한 경우 평균 이득(gain)은 수평반고리관 기능을 기준으로 하였을 때에 일측성 전정기능감소의 경우 평균적으로 0.5~0.7 정도로, 양측성 평형기능감소의 경우 0.4~0.5 정도로 측정되는 것으로 보고되었다.[1,17,21,22]

일반적으로 비정상 교정단속운동이 일측에서 발생하였고 동측의 VOR 이득(gain)이 감소하였다면 일측성 전정기능이상으로 진단할 수 있다. 수평반고리관에 대한 충동 회전을 유발한 경우 비정상 교정단속운동이 확인되고 VOR 이득(gain) 감소가 발생한 머리 회전 방향의 수평반고리관 이상을 의미한다. 즉, 우측으로 향하는 head impulse 자극에서 이상이 확인된 경우 우측 수평반고리관의 이상을 의미한다. 우측 전반고리관-좌측 후반고리관(RALP), 좌측 전반고리관-우측 후반고리관(LARP)과 같이 양측 수직 반고리관의 조합 방향으로 head impulse를 가한 경우에는 하방 head impulse 자극에서 비정상 교정단속운동 및 VOR 이득(gain) 이상이 발생한 경우 전반고리관(anterior/superior canal)의 기능 이상을, 상방 head impulse 자극에서 이상이 발생한 경우 후반고리관(posterior canal)의 기능 이상을 의미한다. 실제 검사에서는 검사 장비 자체 프로그램을 통해 이상이 발생한 반고리관의 이득(gain) 및 교정단속운동 양상에 대한 결과가 정리되어 표시된다.

아래와 같은 계산식을 통해 좌우 VOR 이득(gain)의 비대칭(gain asymmetry, GA)을 계산할 수 있다. 정상인에서는 대략 2.3~2.4% 이내의 gain asymmetry가 정상범위로 제시되었으며, 연령에 따른 차이는 거의 없는 것으로 보고되었다.[1,22] 8% 이상의 gain asymmetry가 확인되는 경우 전정기능 이상을 시사하는 기준 값으로 제시되기도 하였으나 아직 그 기준에 대해서는 연구가 진행 중이다.[1]

$$GA = \frac{GR-GL}{GR+GL} \times 100\%$$

3.8 자발안진 및 artifact

자발안진(spontaneous nystagmus)의 급속상(fast phase) 또한 단속운동(saccade)과 유사한 형태의 spike로 표시된다. 비디오두부충동검사 결과의 약 8% 정도에서 관찰되는 것으로 보고되었으며, 급성 전정질환 등과 같이 자발안진이 동반되는 상태인 경우 결과 해석에 고려하여야 한다.[28] 충동 회전(head impulse rotation)이 이루어지는 경우 교정단속운동은 반드시 머리 회전에 의한 안구 움직임이 시작된 이후에 발생하지만, 자발안진은 충동 회전이 시작되기 이전과, 이후에도 관찰된다(그림 3.7).[28] 그 속도 또한 교정단속운동의 최대 속도(peak saccade velocity)에 비해 상당히 작으며, 전정질환에 의한 자발안진은 일정한 방향으로 발생하므로, 반대방향의 충동 회전을 시행한 경우 아래 그림과 같이 그 방향이 역전되어 나타나게 된다.[28] 일부를 제외하면 전정질환이 발생한 경우 자발안진은 병변 반대측으로 발생하므로 아래 그림과 같이 전정기능 이상이 발생한 병변측으로 충동 회전

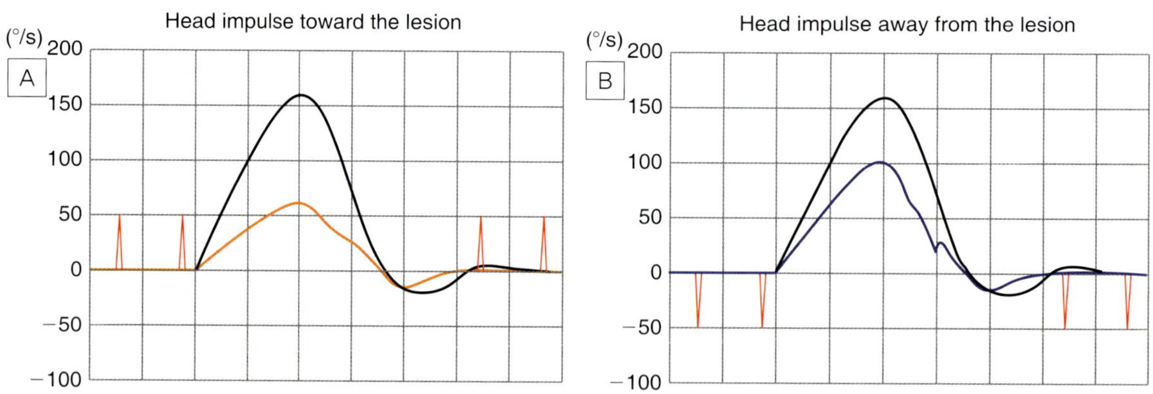

그림 3.7 자발안진(spontaneous nystagmus)의 구별. 교정단속운동과 비슷한 형태의 spike로 관찰되지만 충동 회전(head impulse rotation) 시작과 전과 후에도 관찰되며 그 속도는 일반적으로 교정단속운동 최대 속도(peak saccade velocity)에 비해 유의하게 작다. 반대 방향 충동 회전에서는 그 방향이 역전되어 나타난다.

시에는 전정안반사(VOR)를 통한 안구움직임과 같은 방향으로, 건측으로 충동 회전 시에는 반대방향으로 발생하게 된다(그림 3.7).[28]

이외에 흔하게 관찰되는 artifact로는 검사 중 눈깜박임(blink), 미세눈깜박임(mini blink) 등으로 인한 spike가 전체 검사의 약 5% 정도에서 관찰되며, 자발안진과 마찬가지로 검사 전반에 걸쳐 나타날 수 있다.[28] 적절한 검사 전 확인을 통해 최소화할 수 있는 artifact도 있다. 머리 회전과 안구 회전 간의 시간차(phase shift)가 발생한 경우에는 일반적으로 고글이 안면에 밀착 고정되지 않아(loose strap) 미끄러짐(slippage)이 발생하였음을 의심할 수 있으며, 충동 회전 종료 시 머리 및 안구 회전 속도가 지나치게 negative velocity를 보인 후 0°/s로 회복되는 경우(bounce)는 검사자가 숙달되지 못하여 정확히 충동 회전을 정지시키지 못하기 때문이다.[28]

3.9 결론

결론적으로 ① 0.7~0.8 이하의 낮은 VOR 이득(gain)과 함께 100°/s 이상의 최대 속도(peak saccade velocity)를 가지는 교정단속운동(corrective saccade)이 유의하게 증가된 경우 해당 반고리관의 전정기능이상을 진단할 수 있다. ② VOR 이득(gain)이 감소하였으나 안구단속운동(saccade)의 빈도나 속도가 정상범위인 경우, 100°/s 이상의 최대 속도(peak saccade velocity)를 가지는 교정단속운동(corrective saccade)의 빈도가 증가하였으나 VOR 이득(gain)은 정상인 경우에는 해당 반고리관의 기능 이상을 의심할 수 있지만 그 진단 빈도(5~10%)는 낮은 것으로 보고되었다.[21] ③ 정상 VOR 이득(gain)이 확인되고 안구단속운동(saccade)의 빈도나 속도가 정상인 경우 정상 반고리관 기능을 시사하는 경우가 대부분이지만, 냉온교대온도안진검사(bithermal caloric test), 회전의자검사(rotary chair test) 등의 검사 결과를 참고한 최종 진단이 추천된다.

참고문헌

1. Yang CJ, Lee JY, Kang BC, Lee HS, Yoo MH, Park HJ. Quantitative analysis of gains and catch-up saccades of video-head-impulse testing by age in normal subjects. *Clin Otolaryngol.* 2016;41(5):532-538.
2. Grossman GE, Leigh RJ, Abel LA, Lanska DJ, Thurston SE. Frequency and velocity of rotational head perturbations during locomotion. *Exp Brain Res.* 1988;70(3):470-476.
3. Tian J, Crane BT, Demer JL. Vestibular catch-up saccades in labyrinthine deficiency. *Exp Brain Res.* 2000;131(4):448-457.
4. Schubert MC, Migliaccio AA, Della Santina CC. Modification of compensatory saccades after aVOR gain recovery. *J Vestib Res.* 2006;16(6):285-291.
5. Kasai T, Zee DS. Eye-head coordination in labyrinthine-defective human beings. *Brain Res.* 1978;144(1):123-141.
6. Halmagyi GM, Curthoys IS. A clinical sign of canal paresis. *Arch Neurol.* 1988;45(7):737-739.
7. MacDougall HG, McGarvie LA, Halmagyi GM, et al. A new saccadic indicator of

peripheral vestibular function based on the video head impulse test. *Neurology*. 2016;87(4):410-418.

8. Cerchiai N, Navari E, Sellari-Franceschini S, Re C, Casani AP. Predicting the Outcome after Acute Unilateral Vestibulopathy: Analysis of Vestibulo-ocular Reflex Gain and Catch-up Saccades. *Otolaryngol Head Neck Surg*. 2018;158(3):527-533.
9. McGarvie LA, MacDougall HG, Halmagyi GM, Burgess AM, Weber KP, Curthoys IS. The Video Head Impulse Test (vHIT) of Semicircular Canal Function - Age-Dependent Normative Values of VOR Gain in Healthy Subjects. *Front Neurol*. 2015;6:154.
10. Rambold HA. Age-related Refixating Saccades in the Three-Dimensional Video-Head-Impulse Test: Source and Dissociation From Unilateral Vestibular Failure. *Otol Neurotol*. 2016;37(2):171-178.
11. Matino-Soler E, Esteller-More E, Martin-Sanchez JC, Martinez-Sanchez JM, Perez-Fernandez N. Normative data on angular vestibulo-ocular responses in the yaw axis measured using the video head impulse test. *Otol Neurotol*. 2015;36(3):466-471.
12. de Brouwer S, Missal M, Barnes G, Lefevre P. Quantitative analysis of catch-up saccades during sustained pursuit. *J Neurophysiol*. 2002;87(4):1772-1780.
13. Perez-Fernandez N, Eza-Nunez P. Normal Gain of VOR with Refixation Saccades in Patients with Unilateral Vestibulopathy. *J Int Adv Otol*. 2015;11(2):133-137.
14. Halmagyi GM, Chen L, MacDougall HG, Weber KP, McGarvie LA, Curthoys IS. The Video Head Impulse Test. *Front Neurol*. 2017;8:258.
15. Fukushima K, Yamanobe T, Shinmei Y, Fukushima J, Kurkin S, Peterson BW. Coding of smooth eye movements in three-dimensional space by frontal cortex. *Nature*. 2002;419(6903):157-162.
16. Gottlob LR, Fillmore MT, Abroms BD. Age-group differences in inhibiting an oculomotor response. *Neuropsychol Dev Cogn B Aging Neuropsychol Cogn*. 2007;14(6):586-593.
17. Blodow A, Pannasch S, Walther LE. Detection of isolated covert saccades with the video head impulse test in peripheral vestibular disorders. *Auris Nasus Larynx*. 2013;40(4):348-351.
18. Macdougall HG, Curthoys IS. Plasticity during Vestibular Compensation: The Role of Saccades. *Front Neurol*. 2012;3:21.
19. Girard B, Berthoz A. From brainstem to cortex: computational models of saccade generation circuitry. *Prog Neurobiol*. 2005;77(4):215-251.
20. Ross LE, Ross SM. Saccade latency and warning signals: stimulus onset, offset, and change as warning events. *Percept Psychophys*. 1980;27(3):251-257.
21. Janky KL, Patterson J, Shepard N, et al. Video Head Impulse Test (vHIT): The Role of Corrective Saccades in Identifying Patients With Vestibular Loss. *Otol Neurotol*. 2018;39(4):467-473.
22. Weber KP, Aw ST, Todd MJ, McGarvie LA, Curthoys IS, Halmagyi GM. Head impulse test in unilateral vestibular loss: vestibulo-ocular reflex and catch-up saccades. *Neurology*. 2008;70(6):454-463.
23. Lee SH, Yoo MH, Park JW, et al. Comparison of Video Head Impulse Test (vHIT) Gains Between Two Commercially Available Devices and by Different Gain Analytical Methods. *Otol Neurotol*. 2018;39(5):e297-e300.
24. Cleworth TW, Carpenter MG, Honegger F, Allum JHJ. Differences in head impulse test results due to analysis techniques. *J Vestib Res*. 2017;27(2-3):163-172.
25. Glasauer S, von Lindeiner H, Siebold C, Buttner U. Vertical vestibular responses to head impulses are symmetric in downbeat nystagmus. *Neurology*. 2004;63(4):621-625.
26. Aw ST, Halmagyi GM, Haslwanter T, Curthoys IS, Yavor RA, Todd MJ. Three-dimensional vector analysis of the human vestibuloocular reflex in response to high-acceleration head

rotations. II. responses in subjects with unilateral vestibular loss and selective semicircular canal occlusion. *J Neurophysiol.* 1996;76(6):4021-4030.

27. Weber KP, Aw ST, Todd MJ, et al. Inter-ocular differences of the horizontal vestibulo-ocular reflex during impulsive testing. *Prog Brain Res.* 2008;171:195-198.

28. Mantokoudis G, Saber Tehrani AS, Kattah JC, et al. Quantifying the vestibulo-ocular reflex with video-oculography: nature and frequency of artifacts. *Audiol Neurootol.* 2015;20(1):39-50.

CHAPTER 04

비디오두부충동검사 분석과 해석

학습목차

조성일, 이종대

4.1 서론

비디오두부충동검사는 생리적 두부 운동에 의한 각각의 반고리관에서 발생하는 전정안구반사를 검사하는 것으로서 머리 회전 각속도와 안구 움직임의 각속도를 표시하게 되며 재고정신속안구운동 유무를 확인할 수 있다. 급성 전정증후군에서 말초성 및 중추성 현훈을 감별하기 위해 주시변환안진, 스큐변위와 함께 적용 시 자기공명영상검사보다 높은 민감도와 특이도를 보이며[1] 만성 어지럼이나 평형장애 시 전정기능소실을 확인할 수 있고 메니에르병이나 전정신경염의 진단 및 추적관찰에 도움을 줄 수 있으며 겐타마이신 같은 이독성 약제의 선별도구로서도 적용될 수 있다. 비디오두부충동검사의 지표와 결과 및 부적절한 검사로 인해 나타나는 비정상 결과들은 다른 장에서 다루어지므로 이 장에서는 비디오 충동검사의 분석과 다양한 전정 질환에서 나타나는 비정상 결과를 알아보고자 한다.

4.2 비디오두부충동검사의 분석

비디오두부충동검사의 결과 해석 시 먼저 검사가 적절하게 이루어졌는지 확인해야 한다. 150°/s 이상의 적절한 머리 회전 각속도를 가진 검사를 시행하였는지[2] 오버슛(overshoot)이나 머리 회전 후 반동이 크지 않았는지 확인해야 하며 이러한 검사에서 얻어진 이득은 신뢰할 수 없다. 이득과 재고정신속안구운동은 전정기능을 평가할 수 있는 비디오두부충동검사의 두 가지 중요한 지표이며 이 중 이득이 전정안구반사를 직접 반영하므로 더 중요하다.[3] 비정상적인 결과는 이득 저하만 나타나는 경우, 이득 저하와 재고정신속안구운동이 나타나는 경우, 재고정신속안구운동만 나타나는 경우 등이 있으며 이득 저하 또는 재고정신속안구운동이 단독으로 나타나는 경우는 드물다. 재고정신속안구운동의 존재 시 이득이 정상이라면 임상적인 중요성을 갖지 않는 정상인 경우가 많으며 드물게 전정 보상으로 이득이 회복되고 재고정신속안구운동만 발현될 수 있다.[4] 비정상 이득이 관찰되지만 재고정신속안구운동이 관찰되지 않는다면 부적절한 검사의 가능성을 먼저 확인해야 하며 그렇지 않은 경우 전정기능소실을 의심하고 추가 검사를 시행할 필요가 있다. 이득은 재고정신속안구운동에 비해 검사자 간 결과의 변이가 더 큰 편이므로 검사 결과가 의심스러울 경우 재검사를 통해 확인이 필요하다.[5] 이처럼 비디오두부충동검사의 결과는 이득과 재고정신속안구운동의 상호 보완적인 해석이 필요하다.[6]

4.3 정상인에서 검사 결과

이득은 머리 움직임 자극에 대한 안구 움직임 반응의 강도 비율로 정의되며 정상인에서는 전정안구반사가 정상이므로 이득이 1에 근접한 결과를 나타낸다. 국내에서 가장 많이 사용되는 ICS impulse (Otometrics사, 덴마크) 장비의 경우 일반적으로 가쪽반고리관은 0.8 이상부터, 수직반고리관은 0.7 이상부터 1.2까지 정상범위로 판단하고 있다. 양측의 비대칭은 20% 이내를 정상으로 볼 수 있으며 이득이 정상과 비정상의 경계상에 있을 때 양측의 대칭 여부가 검사 결과를 판독하는 데 도움을 줄 수 있다.[7] 정상인에서 이득은 연령에 의한 차이가 거의 없는 것으로 보고되고 있으며[8] 전정안구반사가 정상인 경우 주시하고자 하는 목표점을 정확히 주시하므로 재고정신속안구운동은 발생하지 않게 된다. 하지만, 정상인에서도 일정 강도(100°/s) 미만의 작은 재고정신속안구운동이 나타날 수 있으며[9] 특히 노화가 진행되면 젊은 성인에 비교해서 높은 진폭의 재고정신속안구운동이 나타날 수 있다.[10] 이는 노화가 진행됨에 따라 전정안구반사가 젊은 성인에 비교해 감소하고 신속눈운동 억제(saccadic inhibition)가 저하되기 때문으로 생각되며[6] 이득이 0.1 감소함에 따라 재고정신속안구운동의 발현 빈도는 4.5% 증가한다.[11]

4.4 말초전정기능소실에서 검사 결과

전정안반사의 낮은 이득과 재고정신속안구운동은 말초전정기능소실을 확인할 수 있는 중요한 두 가지 지표이다. 말초전정기능소실에서 전정안구반사의 이득 저하로 인해 주시하고자 하는 목표점을 따라가지 못하게 되고 망막위치오류가 발생하면 이를 보상하기 위한 재고정신속안구운동이 나타나게 된다. 재고정신속안구운동은 머리 회전 후 나타나는 현성신속안구운동(overt saccade)과 머리 회전 중에 나타나는 숨은신속안구운동(covert saccade)이 발현할 수 있으며 두 가지의 신속안구운동이 혼합되어 나타날 수도 있다(그림 4.1). 재고정신속안구운동의 발현은 검사 시 머리 회전속도가 높아질수록 발현율이 높아지고[12] 이득이 감소할수록 높은 진폭의 재고정신속안구운동이 나타난다.[11] 숨은신속안구운동 발현으로 현성신속안구운동의 발현이 감소할 수 있으며 머리 회전속도를 다양한 속도로 시행하면 현성신속안구운동의 발현을 증가시킬 수 있다.[13] 일측 말초전정기능소실 시

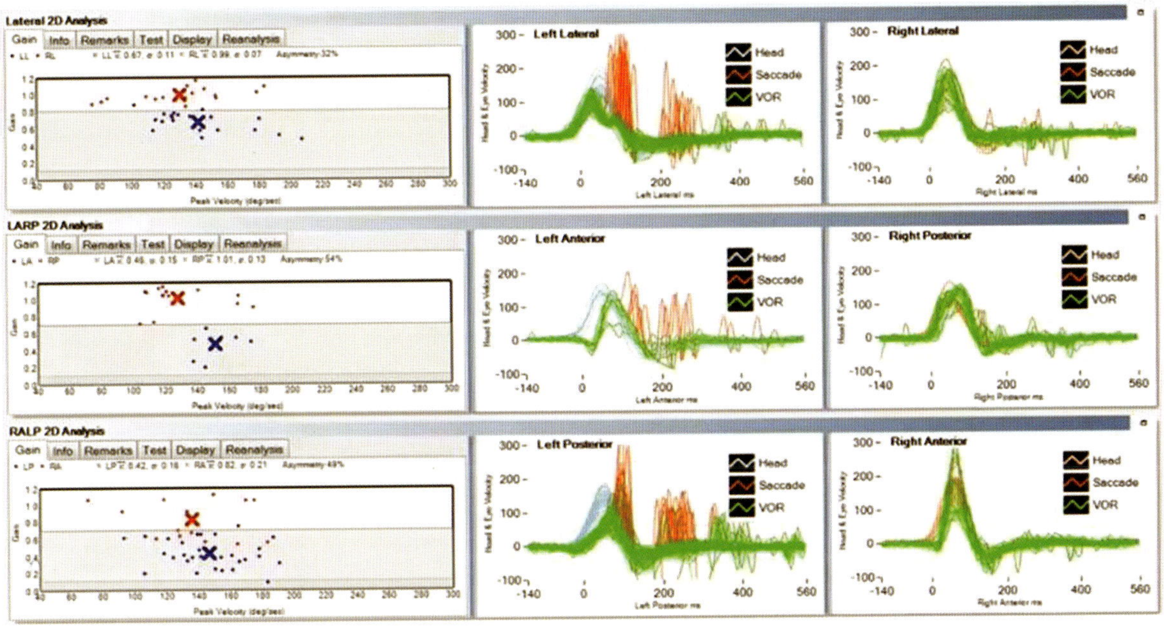

그림 4.1 일측성 말초전정기능소실에서 검사 결과. 좌측 가쪽반고리관관과 수직반고리관들의 이득이 저하되어 있으며 현성신속안구운동과 숨은신속안구운동이 나타난다.

정상 측으로 두부충동검사를 시행하는 경우 병변 측 억제성 반응의 소실로 인해 정상 측 이득이 약간 저하될 수 있으며 작은 재고정신속안구운동이 관찰될 수도 있다.[12)]

일측 말초전정기능소실에서 저하된 이득과 재고정신속안구운동의 발현은 시간이 경과하면서 이득은 정상으로 돌아오고 재고정신속안구운동은 사라지게 된다.[14)] 이득의 회복은 온도안진검사의 반고리관마비 회복과 비교해 빨리 나타나며 현성신속안구운동은 진폭이 줄어들다가 없어지고 숨은신속안구운동은 진폭이 유지되다가 없어진다. 초기에 없었던 숨은신속안구운동이 회복 과정에서 나타날 수 있으며 이득이 정상화되면 재고정신속안구운동이 사라지게 된다.[15,16)] 양측 말초전정기능소실은 6개의 반고리관의 이득이 모두 저하되며 재고정신속안구운동이 나타난다(그림 4.2). 회전의자검사와 비디오두부충동검사를 비교한 연구에서 0.46 미만의 이득을 기준으로 평가하였을 때 양측 말초전정기능소실 진단에 대한 100%의 민감도를 보여주었다.[17)]

가쪽반고리관과 전반고리관의 이득이 저하되고 후반고리관의 이득이 정상이며 병변 측으로 머리 회전시 재고정신속안구운동이 발생한다면 상전정신경염을 의심할 수 있다(그림 4.3). 상전정신경염 환자에게 건측으로 머리 회전 시에도 사선의 상방향 수직 재고정신속안구운동이 발생할 수 있는데 이는 병변 측의 후반고리관이 안구를 하향시키기 때문이다.[18)] 후반고리관의 이득이 저하되고 재고정신속안구운동이 나타나며 가쪽반고리과 전반고리관의 이득이 정상이면 하전정신경염을 나타낸다(그림 4.4).

비디오두부충동검사는 온도안진검사에 비하여 90% 이상의 특이도를 나타낸다고 보고되고 있지만, 상대적으로 민감도는 29~45% 정도로 낮게 보고되고 있으며[19,20)] 0.6 미만의

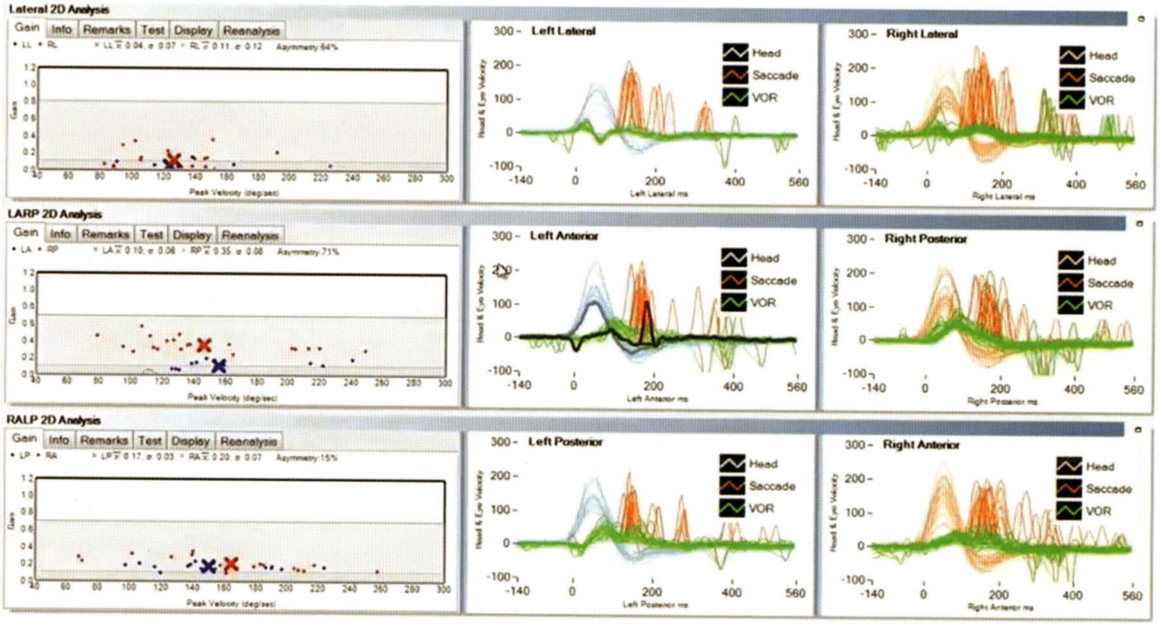

그림 4.2 양측성 말초전정기능소실에서 검사 결과. 양측 가쪽반고리관과 수직반고리관들의 이득이 저하되어 있으며 현성신속안구운동과 숨은신속안구운동이 나타난다.

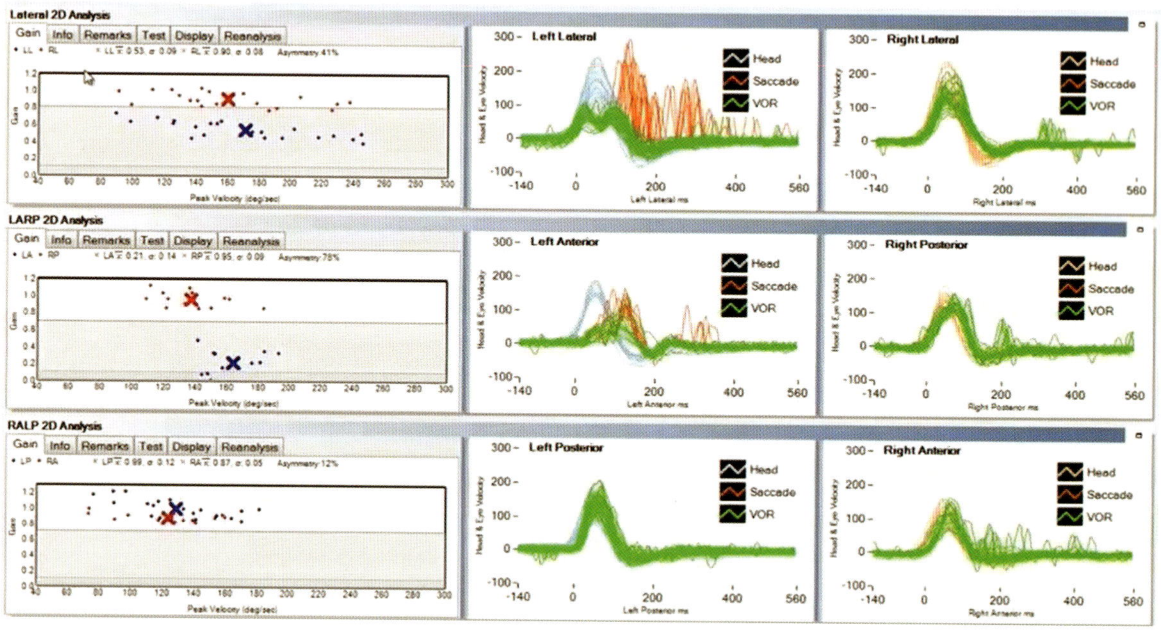

그림 4.3 상전정신경염의 검사 결과. 좌측 가쪽반고리관과 전반고리관의 이득이 저하되었으며 재고정신속안구운동이 나타난다.

이득을 기준으로 할 때는 민감도가 증가하는 것으로 나타났다.[21] 이와 같은 이유로 비정상적인 비디오두부충동검사의 결과를 보이면 온도안진검사를 필요로 하지 않지만, 정상 결과를 갖는 경우 말초전정기능소실 확인을 위하여 온도안진검사를 시행해야 한다.[22]

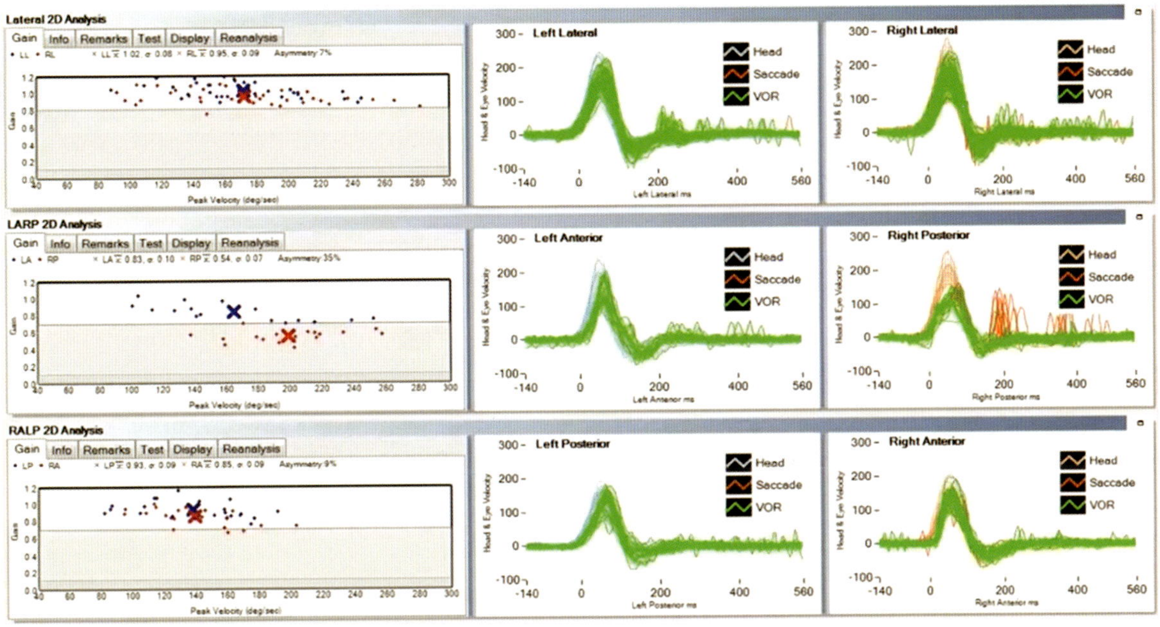

그림 4.4 하전정신경염의 검사 결과. 우측 후반고리관의 이득이 저하되었으며 재고정신속안구운동이 나타난다.

4.5 메니에르병에서 검사 결과

메니에르병 환자에서 비디오두부충동검사와 온도안진검사는 서로 상반된 결과를 보일 수 있다. 이와 같은 결과를 설명하는 가설로 저주파수 영역을 담당하고 있는 제2형 유모세포가 주로 질환에 이환되어 나타날 수 있고[23] 막성미로의 확장으로 인해 온도안진검사 반응의 저하로 나타날 수 있다.[24] Blodow 등은 온도안진검사에서 반고리관 마비를 보이는 메니에르병 환자의 45%가 정상 비디오두부충동검사 소견을 보였다고 보고하였다.[25] 메니에르병 환자에서 두부충동검사상 정상 소견을 보인 경우는 45.5%에서 100%까지 다양하게 보고되고 있으며 현훈이 있는 동안 검사를 시행한 경우 비정상 결과를 보이는 경우가 증가하였고[24-27] 비정상 결과는 뒤반고리관에서 가장 많이 나타났다.[28] 초기 메니에르병에서는 정상 측보다 병변 측으로 검사를 시행하였을 때 이득이 높아질 수도 있으며 이는 팽대부내림프계(cupuloendolymphatic system)의 민감도가 증가한 것이 원인으로 생각되고 있다.[29] 현훈이 없는 시기에는 정상 결과를 보이고 현훈이 발생하는 동안에 이상 소견을 보일 수 있으며 이러한 변동성(fluctuating) 패턴이 메니에르병 진단에 도움을 줄 수 있다.[30]

4.6 전정편두통에서 검사 결과

전정편두통 환자 중 8~11%에서 비디오두부충동검사상 비정상 소견을 보일 수 있으며 비정상 소견을 보인 경우 정상 소견을 보인 환자에 비교하여 약물치료에 대한 효과가 적은 것으로 보고되었다.[31,32] 정상인이나 현훈을 동반하지 않는 편두통 환자와 비교하여 재고

정신속안구운동이 이득 저하나 이득의 비대칭보다 높게 관찰되었다.[33]

4.7 중추성 어지럼에서 검사 결과

중추성 어지럼 환자에서 두부충동검사는 정상인 경우가 많아 급성 전정증후군에서 중추성 병변을 감별하는 중요한 소견으로 알려져 있으나[1] 일부 중추성 병변에서도 이상 소견을 보일 수 있다. 전정신경염과 같은 말초전정병증의 경우 일측의 이득 저하, 이득의 비대칭과 재고정신속안구운동이 관찰되는 것에 비교해 전하소뇌동맥(AICA) 경색 환자의 경우 미로와 가쪽 교뇌(lateral pons)를 침범하여 양측에 대칭적인 이득 저하와 작은 재고정신속안구운동이 관찰될 수 있으며 이득의 비대칭이나 정상 소견도 나타날 수 있다.[34,35] 후하소뇌동맥(PICA) 경색 환자에서 소절, 벌레목젖을 침범하여 경도의 양측 이득 저하와 아주 작은 재고정신속안구운동이 나타날 수 있으며 등쪽 벌레(dorsal vermis)를 침범한 경우 동측의 신속눈운동 측정과소(saccadic hypometria)로 인해 병변의 반대 측으로 두부충동검사를 시행한 경우 더 큰 재고정신속안구운동이 나타날 수 있다.[35-37] 편엽소절엽 병변에서 온도안진검사상 정상을 보이나 양측 이득 저하가 보고되었으며[38,39] 하소뇌다리 병변에서는 양측 이득 저하가 가쪽반고리관과 뒤반고리관에 보고되었다.[40] 소뇌교각종양 환자의 82%에서 1개 이상의 반고리관에 이상 소견을 보였으며 거대 소뇌교각종양의 경우 소뇌 및 뇌간 압박으로 양측 이상소견을 보일 수 있다.[41] 이상의 소견을 종합하면 두부충동검사의 정상 소견은 급성 전정증후군에서 중추성 병변을 시사하지만, 비정상 소견이 항상 말초성 병변을 나타내는 것은 아니다. 급성 전정증후군에서 두부충동검사상 비정상 소견을 보였을 때는 주시변환안진과 스큐변위 같은 다른 중추 징후가 없는지 확인하는 것이 중추성 어지럼을 감별하는 데 중요하다.[42]

4.8 결론

비디오두부충동검사의 두 가지 중요한 지표는 이득과 재고정신속안구운동이며 상호 보완적인 해석이 필요하다. 이득이 감소하고 재고정신속안구운동이 나타나면 말초전정기능소실을 진단할 수 있지만, 정상 결과를 보인 경우 항상 정상 전정기능을 의미하는 것은 아니므로 임상적으로 전정기능소실이 의심되면 추가 검사가 필요하다. 급성 전정증후군에서 정상 소견은 중추성 병변을 감별할 수 있는 중요한 소견이지만 일부 중추성 병변에서 드물게 이상소견을 보일 수 있어 다른 검사 소견과 종합해서 결과를 해석해야 한다.

참고문헌

1. Kattah JC, Talkad AV, Wang DZ, Hsieh YH, Newman-Toker DE. HINTS to diagnose stroke in the acute vestibular syndrome: three-step bedside oculomotor examination more sensitive than early MRI diffusion-weighted imaging. Stroke 2009;40:3504-3510.

2. Mantokoudis G, Tehrani AS, Xie L, Eibenberger K, Eibenberger B, Roberts D, Newman-Toker DE, Zee DS. The video head impulse test during post-rotatory nystagmus: physiology and clinical implications. Exp Brain Res 2016;234:277-286.
3. Curthoys IS, MacDougall HG, McGarvie LA, Weber KP, Szmulewicz D, Manzari L, Burgess AM, Halmagyi GM. The video head impulse test (vHIT). In : Jacobson GP, Shepard NT, editors. Balance function assessment and management. Second edition: Plural Publishing Inc.; 2016. p.391-430.
4. Perez-Fernandez N1, Eza-Nuñez P. Normal gain of VOR with refixation saccades in patients with unilateral vestibulopathy. J Int Adv Otol 2015;11:133-137.
5. Korsager LEH, Schmidt JH, Faber C, Wanscher JH. Reliability and comparison of gain values with occurrence of saccades in the EyeSeeCam video head impulse test (vHIT). Eur Arch Otorhinolaryngol 2016;273:4273-4279.
6. Janky KL, Patterson J, Shepard N, Thomas M, Barin K, Creutz T, Schmid K, Honaker JA. Video head impulse test (vHIT): The role of corrective saccades in identifying patients with vestibular loss. Otol Neurotol 2018;39:467-473.
7. Newman-Toker DE, Saber Tehrani AS, Mantokoudis G, Pula JH, Guede CI, Kerber KA, Blitz A, Ying SH, Hsieh YH, Rothman RE, Hanley DF, Zee DS, Kattah JC. Quantitative video-oculography to help diagnose stroke in acute vertigo and dizziness: toward an ECG for the eyes. Stroke 2013;44:1158-1161.
8. McGarvie LA, MacDougall HG, Halmagyi GM, Burgess AM, Weber KP, Curthoys IS. The video head impulse test (vHIT) of semicircular canal function - age-dependent normative values of VOR gain in healthy subjects. Front Neurol 2015;6:154.
9. Yang CJ, Lee JY, Kang BC, Lee HS, Yoo MH, Park HJ. Quantitative analysis of gains and catch-up saccades of video-head-impulse testing by age in normal subjects. Clin Otolaryngol 2016;41:532-538.
10. Anson ER, Bigelow RT, Carey JP, Xue QL, Studenski S, Schubert MC, Weber KP, Agrawal Y. Aging increases compensatory saccade amplitude in the video head impulse test. Front Neurol 2016;7:113.
11. Anson ER, Bigelow RT, Carey JP, Xue QL, Studenski S, Schubert MC, Agrawal Y. VOR gain is related to compensatory saccades in healthy older adults. Front Aging Neurosci 2016;8:150.
12. Weber KP, Aw ST, Todd MJ, McGarvie LA, Curthoys IS, Halmagyi GM. Head impulse test in unilateral vestibular loss: vestibulo-ocular reflex and catch-up saccades. Neurology 2008;70:454-463.
13. Tjernström F, Nyström A, Magnusson M. How to uncover the covert saccade during the head impulse test. Otol Neurotol 2012;33:1583-1585.
14. MacDougall HG, Weber KP, McGarvie LA, Halmagyi GM, Curthoys IS. The video head impulse test: diagnostic accuracy in peripheral vestibulopathy. Neurology 2009;73:1134-1141.
15. Redondo-Martínez J, Bécares-Martínez C, Orts-Alborch M, García-Callejo FJ, Pérez-Carbonell T, Marco-Algarra J. Relationship between video head impulse test (vHIT) and caloric test in patients with vestibular neuritis. Acta Otorrinolaringol Esp 2016;67:156-161.
16. Allum JH, Cleworth T, Honegger F. Recovery of vestibulo-ocular reflex symmetry after an acute unilateral peripheral vestibular deficit: time course and correlation with canal paresis. Otol Neurotol 2016;37:772-780.
17. Judge PD, Janky KL, Barin K. Can the video head impulse test define severity of bilateral vestibular hypofunction? Otol Neurotol 2017;38:730-736.
18. D'Onofrio F. Vertical eye movements during horizontal head impulse test: a new clinical sign of superior vestibular neuritis. Acta Otorhinolaryngol Ital 2013 ;33:418-424.

19. Mahringer A, Rambold HA. Caloric test and video-head-impulse: a study of vertigo/dizziness patients in a community hospital. Eur Arch Otorhinolaryngol 2014;271:463-472.
20. Bell SL, Barker F, Heselton H, MacKenzie E, Dewhurst D, Sanderson A. A study of the relationship between the video head impulse test and air calorics. Eur Arch Otorhinolaryngol 2015;272:1287-1294.
21. Van Esch BF, Nobel-Hoff GE, van Benthem PP, van der Zaag-Loonen HJ, Bruintjes TD. Determining vestibular hypofunction: start with the video-head impulse test. Eur Arch Otorhinolaryngol 2016;273:3733-3739.
22. Bartolomeo M, Biboulet R, Pierre G, Mondain M, Uziel A, Venail F. Value of the video head impulse test in assessing vestibular deficits following vestibular neuritis. Eur Arch Otorhinolaryngol 2014;271:681-688.
23. McCaslin DL, Rivas A, Jacobson GP, Bennett ML. The dissociation of video head impulse test (vHIT) and bithermal caloric test results provide topological localization of vestibular system impairment in patients with "definite" Ménière's disease. Am J Audiol 2015;24:1-10.
24. McGarvie LA, Curthoys IS, MacDougall HG, Halmagyi GM. What does the dissociation between the results of video head impulse versus caloric testing reveal about the vestibular dysfunction in Ménière's disease? Acta Otolaryngol 2015 ;135:859-865.
25. Blödow A, Pannasch S, Walther LE. Detection of isolated covert saccades with the video head impulse test in peripheral vestibular disorders. Auris Nasus Larynx 2013;40:348-351.
26. Park HJ, Migliaccio AA, Della Santina CC, Minor LB, Carey JP. Search-coil head-thrust and caloric tests in Ménière's disease. Acta Otolaryngol 2005;125:852-857.
27. Lee SU, Kim HJ, Koo JW, Kim JS. Comparison of caloric and head-impulse testsduring the attacks of Meniere's disease. Laryngoscope 2017;127:702 – 708.
28. Zulueta-Santos C, Lujan B, Manrique-Huarte R, Perez-Fernandez N. The vestibulo-ocular reflex assessment in patients with Ménière's disease: examining all semicircular canals. Acta Otolaryngol 2014;134:1128-1133.
29. Maire R, van Melle G. Vestibulo-ocular reflex characteristics in patients with unilateral Ménière's disease. Otol Neurotol 2008;29:693-698.
30. Yacovino DA, Hain TC, Musazzi M. Fluctuating vestibulo-ocular reflex in Ménière's disease. Otol Neurotol 2017;38:244-247.
31. Kang WS, Lee SH, Yang CJ, Ahn JH, Chung JW, Park HJ. Vestibular function tests for vestibular migraine: clinical implication of video head impulse and caloric tests. Front Neurol 2016;7:166.
32. Yoo MH, Kim SH, Lee JY, Yang CJ, Lee HS, Park HJ. Results of video head impulse and caloric tests in 36 patients with vestibular migraine and 23 patients with vestibular neuritis: a preliminary report. Clin Otolaryngol 2016;41:813-817.
33. Yollu U, Uluduz DU, Yilmaz M, Yener HM, Akil F, Kuzu B, Kara E, Hayir D, Ceylan D, Korkut N. Vestibular migraine screening in a migraine-diagnosed patient population, and assessment of vestibulocochlear function. Clin Otolaryngol 2017;42:225-233.
34. Mantokoudis G, Tehrani AS, Wozniak A, Eibenberger K, Kattah JC, Guede CI, Zee DS, Newman-Toker DE. VOR gain by head impulse video-oculography differentiates acute vestibular neuritis from stroke. Otol Neurotol 2015;36:457-465.
35. Chen L, Todd M, Halmagyi GM, Aw S. Head impulse gain and saccade analysis in pontine-cerebellar stroke and vestibular neuritis. Neurology 2014;83:1513-1522.
36. Halmagyi GM, Chen L, MacDougall HG, Weber KP, McGarvie LA, Curthoys IS. The video head impulse test. Front Neurol 2017;8:258.
37. Guler A, Karbek Akarca F, Eraslan C, Tarhan C, Bilgen C, Kirazli T, Celebisoy N. Clinical and video head impulse test in the diagnosis of posterior circulation stroke presenting as acute vestibular syndrome in the emergency department. J Vestib Res 2017;27:233-242.

38. Park HK, Kim JS, Strupp M, Zee DS. Isolated floccular infarction: impaired vestibular responses to horizontal head impulse. J Neurol 2013;260:1576-1582.

39. Baek SH, Choi JY, Jung JM, Kwon DY, Park MH, Choi J, Kim JS. Abnormal head impulse test in a unilateral cerebellar lesion. J Clin Neurol 2015;11:279-282.

40. Zuma e Maia F, Luis L. Inferior peduncle lesion presenting with bilaterally impaired vestibular responses to horizontal and posterior head impulses. Laryngoscope 2015;125:2386-2387.

41. Kim HJ, Park SH, Kim JS, Koo JW, Kim CY, Kim YH, Han JH. Bilaterally abnormal head impulse tests indicate a large cerebellopontine angle tumor. J Clin Neurol 2016;12:65-74.

42. Choi JY, Kim HJ, Kim JS. Recent advances in head impulse test findings in central vestibular disorders. Neurology 2018;90:602-612.

CHAPTER 05

Discrepancy among caloric test, HIT and vHIT

학습목차

이민영, 전은주

5.1 서론

로버트 바라니가 100여 년 전 caloric test를 소개한 이후 다양한 전정기능검사 방법들이 개발되어 왔다. 전정검사의 기본원리는 머리가 움직일 때 나타나는 반사적인 안구 움직임인 전정안반사(vestibulo-ocular reflex, VOR)을 바탕으로 하고 있다. VOR은 머리가 움직일 때 안구가 머리 움직임의 반대방향으로 같은 속도로 반사적으로 움직이게 하여 물체를 정확히 주시하게 하는 반사로, 전정신경의 속도 정보가 전정신경핵을 거쳐 안구운동신경핵으로 전달되면서 발생한다.[1,2]

Caloric test는 간단한 자극으로 개별적인 말초전정 기관을 자극할 수 있는 장점이 있는 검사 방법이다. 체온보다 따뜻하거나 찬 물을 외이도를 통해 고막으로 관류시키면 외이와 내이 사이에 온도 차가 발생하고 이에 의해 대류현상이 발생하여 세반고리관의 내림프에 액체흐름(micro-circulation)을 유발하여 한쪽 전정기를 자극하거나 억제하게 된다. 이로 인해 발생한 전정비대칭은 안진을 유발하게 되고 양측 귀를 각각 자극할 때 나타나는 안진의 크기를 비교함으로써 양측 귀의 전정기능 상태를 평가하게 된다.[3] 온도자극에 의해 안진이 나타나는 기전에 대해서는 대류 현상 이외에, 직접적인 온도 자극[4-9] 혹은 내림프액의 확장이나 수축에 의한 결과[10,11]라는 연구들이 보고되고 있지만, 일측 외반고리관을 자극하여 기능을 확인하는 기본 개념에는 변함이 없다.

두부충동검사(head impulse test, HIT)는 Halmagyi와 Cuthoys가[12] 1988년에 최초로 소개한 비교적 간단한 검사 방법이다. VOR이 소실된 상태에서는 안구 움직임이 빠른 머리 회전 움직임을 따라잡지 못함으로 나타나는 현상, 따라잡기신속안구운동(catch up saccade)을 확인하는 것이며, catch up saccade가 발생하면 양성이며, 동측 전정기능의 저하가 있는 것으로 예측할 수 있다. 이 검사는 비단 전정기능 이상 여부뿐만 아니라 다른 검사들과 조합을 통해 중추성 어지럼증을 쉽고 민감하게 감별할 수 있는 것으로도 보고되고

있다.[13)]

HIT가 가지는 여러 장점에도 불구하고 catch up saccade 여부를 관찰자가 눈으로 보고 평가하는 방법이었기에 주관적이고 정량화를 할 수 없다는 것이 큰 단점이었다. 비디오두부충동검사(video head impulse test, vHIT)는 고개의 움직임을 측정하는 gyroscope과 적외선 비디오카메라로 눈의 움직임을 분석함으로써 두부충동검사를 객관화 정량화시킬 수 있게 되었으며 수평반고리관뿐만 아니라 수직반고리관의 기능도 평가할 수 있게 되었다.[14,15,16)]

정상적인 전정안반사를 유지하는 과정은 매우 복잡해서 검사별에 따른 차이를 보이는 경우가 있다. 이런 경우 임상의들은 정확한 진단을 내리는 데 어려움을 겪을 수 있다. 따라서 본 장에서는 위 세 가지 검사 결과가 일치하지 않는 결과를 보이는 경우(Discrepancy), 이를 임상적으로 어떻게 판단하는 것이 바람직한지에 대해 문헌 고찰을 통해서 정리해보고자 한다.

5.2 Discrepancy between caloric test and vHIT

(1) 전정기능저하환자에서의 discrepancy

전정기능저하 환자들은 이환된 시기나 전정신경의 범위에 따라 증상이 다양할 수 있고 전정기능검사의 결과도 다양하게 나타날 수 있다. 현 시점까지 이러한 환자들은 caloric test가 그 진단의 gold standard로 여겨지고 있고 또한 최근에는 앞서 소개된 vHIT의 유용성과 활용의 폭이 점점 증가되고 있는 실정이다. 하지만 이 두 가지 검사의 결과가 일치하지 않은 경우가 종종 발견되며 나아가 전정기능저하 환자들에서 이 두 검사가 상관관계가 없음이 보고된 적도 있다.[17)] 이에 전정기능저하 환자들을 대상으로 이 두 가지 검사를 비교한 연구들이 보고 되고 있다. Mahringer 등은 급성 전정기능저하 환자(symptom onset < 5일)의 경우 caloric test에서 canal paresis (CP) 값이 25% 이상으로 일측 기능저하로 판명된 환자 중 63% 정도가 vHIT에서도 동측 전정기능저하(이득 < 0.8)가 관찰된 반면 급성전정기능 저하가 아닌 경우(symptom onset > 5일)의 경우 vHIT의 일치율이 33%로 급격히 감소됨을 보고하였다.[18)] 또한 1달 이상 된 아급성/만성 전정기능저하 환자들을 대상으로 한 연구에서는 일측 전정기능저하 환자에서 caloric test에 대한 vHIT의 민감도가 34.6%로 비교적 높지 않음이 보고되었다(표 5.1).[19)] 이를 통해 전정기능저하의 경과에 따라 두 검사의 discrepancy가 더 증가하는 것을 알 수 있다. 이를 역으로 이용하면, 발병 시기가 명확하지 않은 환자에서 vHIT이 정상이고 caloric test에서 일측 전정기능저하가 확인되는 경우에는 환자의 상태가 만성기일 가능성이 높음을 추정할 수 있다.

이 두 검사의 discrepancy는 각 검사에사 VOR에 사용되는 수용기가 다르기 때문으로 설명되고 있다. vHIT은 실제 생활에 이용되는 빠른 주파수의 자극에 의해서 제1형 유모세포와 비규칙적인 신경섬유(빠른 주파수의 자극에 높은 이득을 보임)의 활성화를 검사하는 반면, caloric test는 매우 낮은 주파수의 자극에 의해서 제2형 유모세포와 규칙적인 신경섬유(낮은 주파수의 자극에 높은 이득을 보임)가 활성화되는 것을 그 원리로 하는 것으로 알려졌다.[20] 그러므로 이 두 가지 검사 결과를 종합적으로 판단하여 임상적 판단을 내리는 것이 현명할 것으로 생각되며 이러한 결과에 대한 추가 연구들이 진행된다면 전정기능 저하 병증의 경과나 질환 범위를 추측할 수 있고 예후를 예측할 수 있을 것으로 기대된다.

(2) 메니에르병 환자에서의 discrepancy

전정기능저하와 마찬가지로 메니에르병에서도 caloric test와 vHIT의 결과가 일치하지 않는 경우가 발생한다. vHIT와 동등한 결과를 보이는 것으로 알려진 자기서치코일(magnetic search coil)과 caloric test를 비교한 연구들에서 caloric test에서 병변 측 이상을 보이는 경우는 42~77%에 달하는 것에 반해 magnetic search coil 검사에서는 많은 수가 정상이었다(65~100%).[21,22] 마찬가지로 vHIT를 이용한 최근 연구에서도 메니에르병 환자의 경우 다수가 caloric test에 이상 소견을 보였으나, vHIT는 정상 범위 안에 있었다고 기술하고 있다.[23,24] 반면에 최근의 다른 연구는 caloric test와 vHIT에서 양성으로 보일 확률은 비슷하지만 두 검사의 상호 상관관계는 떨어지는 것으로 보고했다.[25] 종합해 보면 메니에르병 환자들은 caloric test에서는 이상 소견을 보이지만 vHIT나 magnetic search coil을 이용한 HIT검사에서는 그 결과가 다양한 것으로 보인다. 그러나 메니에르병은 그 질환의 특성상 순간순간 전정기능의 상태가 쉽게 변할 수 있음을 고려해야 하는데, 위에서 언급한 연구 결과들은 환자들 검사 시 질환의 활성화 상태를 알 수 없다는 단점이 있다. 이 점에 착안하여 최근 Lee 등은 메니에르병 환자들이 병이 활성화된(during the attack) 상태에서 두 가지 검사를 비교하였고 그 결과 caloric test에서 병변 측 기능 저하가 64%인 것에 반해 vHIT에서 병변 측 이득이 감소된 경우가 오직 19%밖에 안되는 것을 보고했다(표 5.1).[26] 다수의 연구들을 돌아봤을 때 메니에르병에서 이 두 검사는 일치하지 않는 경

표 5.1 전정기능저하(VN)와 메니에르병(MD)의 불일치(discrepancy) 연구 요약(여러 질환을 동시에 분석한 연구는 제외)

저자(발행연도)	질환(VN or MD)	비교검사	우월 검사	불일치 원인 가설
Mahringer et al (2014)	VN (acute and subacute)	Caloric test vs vHIT	Caloric test sensitive for VN	Low vs High frequency (type I vs II hair cell/regular vs irregular fiber)
Burston et al (2018)	VN (chronic)	Caloric test vs vHIT	Caloric test sensitive for VN	Low vs High frequency (type I vs II hair cell/regular vs irregular fiber)
Park et al (2005)	MD	Magnetic search coil vs caloric	Caloric test sensitive for MD	Hydropic expansion theory
Cordero-Yanza et al (2017)	MD	Caloric test vs vHIT	Equivocal but no correlation	–
McGarvie et al (2015)	MD	Caloric test vs vHIT	Caloric test sensitive for MD	Hydropic expansion theory
Lee et al (2017)	MD (attack)	Caloric test vs vHIT	Caloric test sensitive for MD	Hydropic expansion theory

우가 아주 많고, 대부분 vHIT는 정상이라는 것이 지배적인 의견이다.

메니에르병에서의 vHIT와 caloric test 결과의 discrepancy가 발생하는 원인을 전정기능저하에서와 마찬가지로 VOR에 사용되는 수용기가 다르기 때문으로 설명하기도 한다. 하지만 메니에르병 환자의 시신을 부검한 연구에서 cristae의 정상 구조가 병의 말기 직전까지 유지된다는 점[27)]과 제1형과 2형 유모세포가 모두 영향을 받는다는 이전 연구[28)]를 참고로 다른 가설들이 제기되고 있다. 그 중 대표적인 가설은 caloric test에서 발생하는 이상 소견이 실제 VOR의 저하 때문이 아니라 팽창된 내림프강 때문이라는 이론이다. Caloric test는 열전도에 의한 액체의 micro-circulation의 반복으로 이루어지는 것이 대표적인 검사의 원리이다.[3)] 한편 내림프강이 팽창되면 이러한 micro-circulation들이 이어지지 않고 각 부분에서 국소적인 순환만 이루어져서 전체적인 내림프의 흐름이 일어나지 않아 전정기능저하가 있는 것처럼 위양성 소견을 보일 수 있다는 것이다(그림 5.1).[23)]

메니에르병은 일회성의 급성 전정기능저하와는 달리 지속적으로 반복되고 병의 경과를 호전시키기 위해 약물 치료가 필요하지만, 첫 발생 시에는 난청을 동반한 급성 전정기능저하와 유사한 모습을 보이므로 감별이 필요하다. 한편 caloric test와 vHIT의 discrepancy가 메니에르병의 특징적인 소견의 하나로 메니에르병의 진단에 활용될 가능성도 있다.[23)] 하나 앞서 기술한 바와 같이 급성 전정기능저하에서도 일정 부분 caloric test와 vHIT의 discrepancy가 있는 것으로 알려져 있으므로 추후 면밀한 추가 연구가 필요할 것으로 보인다.

(3) 비특이적인 어지럼증 환자에서의 discrepancy

흔하지는 않지만 그 외 다른 질환에서의 vHIT와 caloric test의 결과도 보고되고 있다. 전

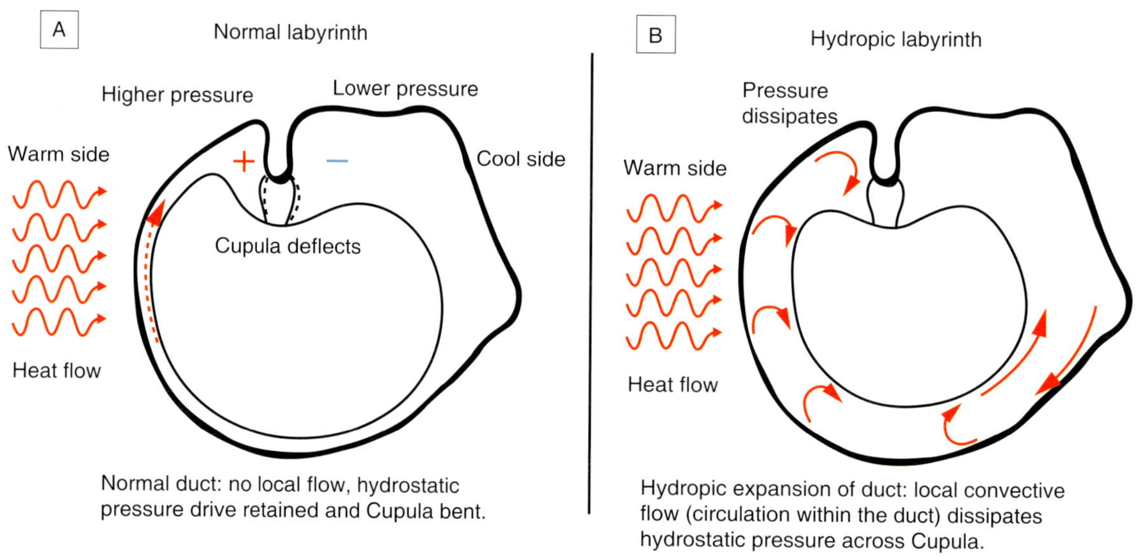

그림 5.1 정상인의 세반고리관(A)과 메니에르병(내림프수종) 환자의 세반고리관(B)에서의 caloric test 차이를 보여주는 schematic illustration (McGarvie et al, 2015).[23)]

정편두통에서의 전정기능검사에 대한 관련된 여러 보고가 있다.[29-34] 이 중 vHIT와 caloric test가 동시에 시행된 결과들을 살펴보면 caloric test 이상 소견은 22~42%에서 보고되며 vHIT검사에서 병적 소견은 비교적 낮은 8~9%로 보고되고 있다.[33,34] 아직까지 이 질환에서 두 검사 결과의 상관관계나 discrepancy의 원인에 대한 연구는 이루어지고 있지 않다. 하지만 한가지 흥미로운 연구 결과는 두 검사에서 병적 소견을 보인 전정편두통 환자들은 다른 환자들에 비해 약물에 치료되는 확률이 감소한다는 점이다.[35] 이 결과는 전정편두통 환자들이 다양한 병태 생리를 가질 수 있다는 점을 시사하는 한편 개별 환자들의 예후를 설명하는 데 도움을 줄 수 있는 결과로 보인다.

그 외 특정 질환이 아닌 만성 어지럼증을 호소하는 환자들에서 두 검사를 하여 caloric test가 vHIT에 비해 유의하게 많은 이상 소견이 있었다고 보고한 연구도[20] 있고 아이들에서 caloric test에서 정상을 보인 경우 vHIT에서 16%의 환자들이 이상 소견을 보여 특정 상황에서 vHIT의 유용성을 제시하였다.[36] 하지만 이러한 소수 질환에서의 연구는 다수의 기관에서 대규모 연구를 통한 뒷받침이 필요할 것으로 보인다.

5.3 Discrepancy between HIT and vHIT (among vHIT)

(1) 말초전정질환에서의 HIT와 vHIT

HIT 혹은 vHIT의 검사의 기전은 VOR을 측정하는 것이다. HIT는 특별한 기계 없이 검사자가 직접 눈으로 신속안구운동을 관찰하여 그 기능이 저하되었음을 판단하고, vHIT의 경우에는 따라잡기신속안구운동의 여부뿐만 아니라 머리의 움직임에 의해 발생되는 안구의 움직임 크기를 여러 방법으로 정량화해서 확인할 수 있다. 하지만 이에 앞서 확인해야 할 내용은 비디오로 안구의 움직임을 측정하는 것이 과연 적절한지 여부이다. VOR을 정량화하기 위한 gold standard 검사 방법은 magnetic search coil을 이용하는 것이다.[37,38] 이 방법은 정확하긴 하지만 부분 침습적이고 검사장비가 보편화되어 있지 못한 단점이 있다. vHIT는 적외선카메라를 이용하여 안구운동을 측정하는 것으로서 magnetic search coil 검사 못지않게 정확한 측정이 가능한 것으로 알려졌다.[14,39] 적절한 검사 방법을 따른 다면 vHIT을 통한 VOR의 이득 측정(예시: 안구의 움직임/고개의 움직임)은 신뢰할 수 있는 검사임이 분명하다.

HIT는 오직 따라잡기신속안구운동을 통해서 병변을 확인할 수 있지만, vHIT의 경우 따라잡기신속안구운동뿐 아니라 이득이 떨어지는 경우(0.8 이하)에도 전정기능저하를 추가로 예측할 수 있다. HIT의 경우에 안구의 움직임을 녹화해서 그 운동을 분석할 수 있지만 이 경우 자기서치코일 검사와 비교했을 때 그 민감도가 60~70%로 감소하는 것이 확인되었다.[40] 결국 이득을 측정할 수 없기 때문에 HIT검사와 vHIT검사의 discrepancy는 불가피하다고 볼 수 있다. Perez-Fernandez 등은 HIT의 따라잡기신속안구운동이 vHIT의 VOR 이득 0.6 이하 혹은 따라잡기신속안구운동과 비교했을 때 그 특이도는 92%이지만 민감도가 35%로 매우 부족한 것으로 보고했고,[41] Yip 등도 VOR의 이득 기준을 0.6으로

표 5.2 vHIT를 기준으로 HIT의 민감도/특이도 분석 연구

저자(발행연도)	환자군	이득의 기준	민감도(%)	특이도(%)
Perez-Fernandez et al (2012)	Various peripheral vestibulopathy (n = 179)	0.6	35	92
Yip et al (2016)	Various peripheral vestibulopathy (n = 500)	0.6~0.9	80(이득 0.6)~30(이득 0.9)	All >75

하였을 때 HIT의 민감도는 70% 이상이지만 그 기준을 0.8로 올리게 되면 45% 이하로 감소된다 하였다(표 5.2).[42] 이 결과들을 정리하면, 결국 HIT는 민감도가 낮은 검사이기 때문에 정상으로 보이는 경우 혹은 vHIT검사와 일치하지 않는 경우 병력 청취나 다른 이학적 검사나 전정기능 검사가 필요할 것으로 보인다. 주목할 만한 부분은 HIT 검사의 특이도가 매우 높다는 것이다. 그러므로 HIT에서 따라잡기신속안구운동이 보이는 경우에는 아주 특별한 경우가 아니면 vHIT에서 이상 소견이 동반될 가능성이 높다는 것을 알아야 하겠다.

(2) 서로 다른 vHIT장비들의 비교

vHIT 장비는 여러 회사에서 출시되고 있으며, 각 회사별로 이득을 측정하는 방법을 달리 사용하고 있다. 대표적인 회사와 검사 기기들로는 ICS Impulse 3-D vHIT system (GN Otometrics, Taastrup, Denmark), SLVNG vHIT system (SLMED Inc., Seoul, Korea)그리고 EyeSeeCam (ESC, from Interacoustics, Denmark and EyeSeeTec, Munich)이 대표적이다. 이들은 내부적 혹은 법률적인 이유로 서로 다른 이득 측정 방법을 이용하는데, 시간 흐름에 따른 속도 곡선에서 그래프의 면적(area under curve, AUC)을 전체 곡선 혹은 부분 곡선에서 측정하거나, 곡선의 특정 부분의 기울기 혹은 곡선의 꼭지점(peak value) 등을 이용한다. 최근 연구에 의하면 이러한 이득의 측정 방법 혹은 회사별 차이에 의해 그 이득이 정상인에서도 차이가 나는 것으로 보고되며,[43] 전정기능 이상이 있는 경우에도 각 측정 방법에 따라 차이가 발생하는 것으로 보고되었다.[44] 하지만 후자의 연구에서는 서로 다른 회사의 제품에서 동일한 측정 방법을 사용한 경우 그 차이는 적었고, 이는 이 결과가 제품 자체의 차이라기보다는 이득 측정방법의 차이 때문일 가능성이 높다는 것을 시사한다. 위에서 두 연구에 의하면 다른 방법보다는 전체 곡선의 AUC를 측정하는 것이나 머리의 각가속도의 꼭지점과 각속도의 꼭지점 사이의 AUC를 측정하는 것이 추천된다(표 5.3). 하지만 한 기관에 여러 제품을 동시에 보유하는 경우는 매우 드물고 또한 어떠한 제품은 특정한 이득 계산 방법만 이용하고 사용자 입장에서는 이를 변경해서 사용하는 것에 무리가 있다. 그러므로 각 제품 혹은 이득 측정 방법에 따라 그 결과가 다를 수 있음을 숙지하고 있는 것이 중요할 것으로 보인다.

표 5.3 서로 다른 vHIT제품 혹은 이득측정 방법 간의 차이

저자(발행연도)	환자군	비교 제품	비교 이득 측정방법	추천 이득 측정방법
Cleworth et al (2017)	Unilateral peripheral vestibulopathy (n = 20)	ICS Impulse 3-D vHIT system vs EyeSeeCam	area, average sample gain, and regression techniques	AUC around peak head velocity and acceleration
Lee et al (2018)	Healthy subjects (n = 25)	ICS Impulse 3-D vHIT system vs SLVNG vHIT system	AUC various time point, peak amplitude	AUC of overall eye and head velocity

(3) 중추전정질환 감별에서 HIT와 vHIT

앞서 기술했듯이 HIT는 중추성 어지럼증을 감별할 수 있는 민감한 선별검사이다.[13] 안진이 보이고 어지럼증을 호소하는 환자가 HIT에서 따라잡기신속안구운동을 보이는 경우는 말초질환을 시사하며 따라잡기신속안구운동이 보이지 않는 경우에 중추전정질환에 주의해야 한다. vHIT도 말초와 중추 전정 병변에 따라 그 결과가 달라지는 것으로 보고되고 있다.[45] 말초성 질환의 경우 따라잡기신속안구운동의 크기가 크고, 이득이 감소하며 이득의 병변 측 감소가 두드러지는 것에 반해, 중추성 질환의 경우 따라잡기신속안구운동의 크기가 작고 이득의 감소 폭도 적고, 양측 이득이 대칭을 이루거나 병변 반대측이 오히려 작은 경우들이 관찰되었다.[45] 보다 최근에 HIT에서 따라잡기신속안구운동과 vHIT의 이득 결과를 비교한 안구에서는 HIT를 통해서는 말초전정 질환을 80% 진단할 수 있고 중추전정질환에서는 100% 따라잡기신속안구운동이 보이지 않았지만, vHIT의 경우 말초질환의 경우 병변 측에 치우친 양측 이득의 감소가 확인되고 중추질환에서도 양측 이득의 감소가 확인이 되었다고 보고했다. 또한 이 연구에서는 vHIT의 이득 값의 정상 범위를 0.75로 하는 경우에 HIT와 유사한 진단률을 보였다고 한다.[19] HIT를 통해 따라잡기신속안구운동으로 중추병변을 감별하는 것은 비교적 간단하고 정확해 보이지만 vHIT를 통해 명확하게 감별을 하려면 이득과 따라잡기신속안구운동의 크기의 명확한 기준을 찾는 대단위 추가 연구가 필요하다.

5.4 결론

여러 질환 및 상황에서 caloric test, HIT 그리고 vHIT 결과가 일치하지 않는 경우가 보고 되었고 각각의 상황에 맞는 해석 및 설명이 보고되었다. Caloric test와 vHIT는 전정기능저하 및 메니에르병 환자에서 일치하지 않는 경우가 종종 발견되었고 이는 질환에 따라 다른 해석이 필요할 것으로 보인다. 전정기능저하의 경우 질환의 경과 시기에 따라 다른 결과를 보이는 경우가 많은 것으로 보이고 메니에르병의 경우 기본적으로 caloric test의 위양성이 발견되며 이를 통한 감별진단의 도움을 받을 수 있을 것으로 생각된다. HIT와 vHIT에서 따라잡기신속안구운동이 전정기능저하를 진단하고 중추질환을 감별할 수 있

는 중요 수단이라는 것에는 이견이 없다. 하지만 vHIT의 이득 값과 HIT의 따라잡기신속 안구운동에는 불일치가 있을 수 있고, 적절한 이득의 기준을 설정하는 것이 바람직할 것으로 보이며, 그 적절한 이득을 설정하는 과정에서 다양한 이득 측정 방법들 중 가장 적절한 방법을 설정하는 것이 중요할 것으로 보인다.

위의 결과들을 종합적으로 판단해 볼 때 각 검사들 사이의 discrepancy는 잘 활용하면 임상가들에게 환자의 진단과 예후를 판단하는 데 추가적인 정보가 될 것으로 생각하며, 흔하지 않은 질환의 경우에 대해서는 대단위 다기관 연구가 필요할 것으로 생각된다.

참고문헌

1. King WM. Getting ahead of oneself: anticipation and the vestibulo-ocular reflex. Neuroscience 2013; 236:210-219.
2. Leigh RJ, Zee DS. The neurology of eye movements. Oxford University Press, USA, 2015.
3. Pau H, Limberg W. Fluid kinetics of endolymph during calorization. Acta oto-laryngologica 1990; 109:331-336.
4. GENTINE A. Modeles theoriques et physiques, dependants ou independants de la gravite dans l'epreuve calorique du vestibule chez l'homme: definition, apport et interpretation de l'epreuve monothermique bidirectionnelle: Strasbourg 1, 1989.
5. Gentine A, Eichhorn J-L, Kopp C, Conraux C. Modelling the action of caloric stimulation of the vestibule: I. The Hydrostatic Model. Acta oto-laryngologica 1990; 110:328-333.
6. Gentine A, Eichhorn J-L, Kopp C, Conraux C. Modelling the Action of Caloric Stimulation of the Vestibule: II. the Mechanical Model of the Semi-Circular Canal Considered as an Inflatable Structure. Acta oto-laryngologica 1991; 111:10-15.
7. Scherer H, Clarke A. The caloric vestibular reaction in space: Physiological considerations. Acta oto-laryngologica 1985; 100:328-336.
8. Stahle J. Controversies on the caloric response: From Bárány's Theory to Studies in Microgravity. Acta oto-laryngologica 1990; 109:162-167.
9. von Baumgarten R, Benson A, Berthoz Aet al. Effects of rectilinear acceleration and optokinetic and caloric stimulations in space. Science 1984; 225:208-212.
10. Arai Y, Yakushin SB, Cohen B, Suzuki J, Raphan T. Spatial orientation of caloric nystagmus in semicircular canal-plugged monkeys. J Neurophysiol 2002; 88:914-928.
11. Valli P, Buizza A, Botta L, Zucca G, Ghezzi L, Valli S. Convection, buoyancy or endolymph expansion: what is the actual mechanism responsible for the caloric response of semicircular canals? J Vestib Res 2002; 12:155-165.
12. Halmagyi GM, Curthoys IS. A clinical sign of canal paresis. Archives of neurology 1988; 45:737-739.
13. Kattah JC, Talkad AV, Wang DZ, Hsieh Y-H, Newman-Toker DE. HINTS to diagnose stroke in the acute vestibular syndrome: three-step bedside oculomotor examination more sensitive than early MRI diffusion-weighted imaging. Stroke 2009; 40:3504-3510.
14. MacDougall HG, Weber KP, McGarvie LA, Halmagyi GM, Curthoys IS. The video head impulse test: diagnostic accuracy in peripheral vestibulopathy. Neurology 2009; 73:1134-1141.
15. Macdougall HG, McGarvie LA, Halmagyi GM, Curthoys IS, Weber KP. The video Head Impulse Test (vHIT) detects vertical semicircular canal dysfunction. PLoS One 2013; 8.
16. MacDougall HG, McGarvie LA, Halmagyi GM, Curthoys IS, Weber KP. Application of the video head impulse test to detect vertical semicircular canal dysfunction. Otology

& neurotology : official publication of the American Otological Society, American Neurotology Society [and] European Academy of Otology and Neurotology 2013; 34:974-979.

17. Bell SL, Barker F, Heselton H, MacKenzie E, Dewhurst D, Sanderson A. A study of the relationship between the video head impulse test and air calorics. Eur Arch Otorhinolaryngol 2015; 272:1287-1294.
18. Mahringer A, Rambold HA. Caloric test and video-head-impulse: a study of vertigo/dizziness patients in a community hospital. Eur Arch Otorhinolaryngol 2014; 271:463-472.
19. Burston A, Mossman S, Mossman B, Weatherall M. Comparison of the video head impulse test with the caloric test in patients with sub-acute and chronic vestibular disorders. J Clin Neurosci 2018; 47:294-298.
20. Mezzalira R, Bittar RSM, do Carmo Bilecki-Stipsky MM, Brugnera C, Grasel SS. Sensitivity of caloric test and video head impulse as screening test for chronic vestibular complaints. Clinics 2017; 72:469-473.
21. Carey JP, Minor LB, Peng GC, Della Santina CC, Cremer PD, Haslwanter T. Changes in the three-dimensional angular vestibulo-ocular reflex following intratympanic gentamicin for Meniere's disease. J Assoc Res Otolaryngol 2002; 3:430-443.
22. Park HJ, Migliaccio AA, Della Santina CC, Minor LB, Carey JP. Search-coil head-thrust and caloric tests in Meniere's disease. Acta oto-laryngologica 2005; 125:852-857.
23. McGarvie LA, Curthoys IS, MacDougall HG, Halmagyi GM. What does the dissociation between the results of video head impulse versus caloric testing reveal about the vestibular dysfunction in Meniere's disease? Acta oto-laryngologica 2015; 135:859-865.
24. McGarvie LA, Curthoys IS, MacDougall HG, Halmagyi GM. What does the head impulse test versus caloric dissociation reveal about vestibular dysfunction in Meniere's disease? Ann N Y Acad Sci 2015; 1343:58-62.
25. Cordero-Yanza JA, Arrieta Vazquez EV, Hernaiz Leonardo JC, Mancera Sanchez J, Hernandez Palestina MS, Perez-Fernandez N. Comparative study between the caloric vestibular and the video-head impulse tests in unilateral Meniere's disease. Acta oto-laryngologica 2017; 137:1178-1182.
26. Lee SU, Kim HJ, Koo JW, Kim JS. Comparison of caloric and head-impulse tests during the attacks of Meniere's disease. Laryngoscope 2017; 127:702-708.
27. Schuknecht HF. Meniere's disease: a correlation of symptomatology and pathology. Laryngoscope 1963; 73:651-665.
28. McCall AA, Ishiyama GP, Lopez IA, Bhuta S, Vetter S, Ishiyama A. Histopathological and ultrastructural analysis of vestibular endorgans in Meniere's disease reveals basement membrane pathology. BMC Ear Nose Throat Disord 2009; 9:4.
29. Celebisoy N, Gokcay F, Sirin H, Bicak N. Migrainous vertigo: clinical, oculographic and posturographic findings. Cephalalgia : an international journal of headache 2008; 28:72-77.
30. Baier B, Stieber N, Dieterich M. Vestibular-evoked myogenic potentials in vestibular migraine. Journal of neurology 2009; 256:1447-1454.
31. Hong HR, Shim DB, Kim TSet al. Results of caloric and sensory organization testing of dynamic posturography in migrainous vertigo: comparison with Meniere's disease and vestibular neuritis. Acta oto-laryngologica 2013; 133:1236-1241.
32. Zaleski A, Bogle J, Starling Aet al. Vestibular evoked myogenic potentials in patients with vestibular migraine. Otology & neurotology : official publication of the American Otological Society, American Neurotology Society [and] European Academy of Otology and Neurotology 2015; 36:295-302.
33. Blodow A, Heinze M, Bloching MB, von Brevern M, Radtke A, Lempert T. Caloric stimulation and video-head impulse testing in Meniere's disease and vestibular migraine.

Acta oto-laryngologica 2014; 134:1239-1244.

34. Yoo MH, Kim SH, Lee JY, Yang CJ, Lee HS, Park HJ. Results of video head impulse and caloric tests in 36 patients with vestibular migraine and 23 patients with vestibular neuritis: a preliminary report. Clinical otolaryngology : official journal of ENT-UK ; official journal of Netherlands Society for Oto-Rhino-Laryngology & Cervico-Facial Surgery 2016; 41:813-817.
35. Kang WS, Lee SH, Yang CJ, Ahn JH, Chung JW, Park HJ. Vestibular Function Tests for Vestibular Migraine: Clinical Implication of Video Head Impulse and Caloric Tests. Frontiers in neurology 2016; 7:166.
36. Khater AM, Afifi PO. Video head-impulse test (vHIT) in dizzy children with normal caloric responses. Int J Pediatr Otorhinolaryngol 2016; 87:172-177.
37. Imai T, Sekine K, Hattori Ket al. Comparing the accuracy of video-oculography and the scleral search coil system in human eye movement analysis. Auris Nasus Larynx 2005; 32:3-9.
38. Robinson DA. A METHOD OF MEASURING EYE MOVEMENT USING A SCLERAL SEARCH COIL IN A MAGNETIC FIELD. IEEE Trans Biomed Eng 1963; 10:137-145.
39. Agrawal Y, Schubert MC, Migliaccio AAet al. Evaluation of quantitative head impulse testing using search coils versus video-oculography in older individuals. Otology & neurotology : official publication of the American Otological Society, American Neurotology Society [and] European Academy of Otology and Neurotology 2014; 35:283-288.
40. Jorns-Haderli M, Straumann D, Palla A. Accuracy of the bedside head impulse test in detecting vestibular hypofunction. J Neurol Neurosurg Psychiatry 2007; 78:1113-1118.
41. Perez-Fernandez N, Gallegos-Constantino V, Barona-Lleo L, Manrique-Huarte R. Clinical and video-assisted examination of the vestibulo-ocular reflex: a comparative study. Acta Otorrinolaringol Esp 2012; 63:429-435.
42. Yip CW, Glaser M, Frenzel C, Bayer O, Strupp M. Comparison of the Bedside Head-Impulse Test with the Video Head-Impulse Test in a Clinical Practice Setting: A Prospective Study of 500 Outpatients. Frontiers in neurology 2016; 7.
43. Lee SH, Yoo MH, Park JWet al. Comparison of Video Head Impulse Test (vHIT) Gains Between Two Commercially Available Devices and by Different Gain Analytical Methods. Otology & neurotology : official publication of the American Otological Society, American Neurotology Society [and] European Academy of Otology and Neurotology 2018; 11:0000000000001799.
44. Cleworth TW, Carpenter MG, Honegger F, Allum JHJ. Differences in head impulse test results due to analysis techniques. J Vestib Res 2017; 27:163-172.
45. Chen L, Todd M, Halmagyi GM, Aw S. Head impulse gain and saccade analysis in pontine-cerebellar stroke and vestibular neuritis. Neurology 2014; 83:1513-1522.

CHAPTER 06

억제 두부충동검사 SHIMP (Suppression Head IMpulse Paradigm)

학습목차

김민범, 정원호

6.1 서론(원리와 이해)

두부충동검사는 두부의 각 가속 회전운동으로 인한 내림프액의 이동을 각 말단 전정감각기에서 감지하여 외안근의 움직임을 유발하는 전정안반사(vestibulo-ocular reflex, VOR)가 제대로 작동하는지를 확인하여 전정 기능의 상태를 파악하는 검사이다. 이는 시행하기 용이하고, 두부를 다양한 각도로 회전시킴을 통해 양측의 세 가지 세반고리관 팽대부를 모두 자극하여 평가할 수 있다는 장점이 있어 현재 널리 사용되고 있다. 최근에 활발하게 시행되고 있는 비디오두부충동검사(video Head Impulse Test)는 안구의 속도 및 전정안반사를 보다 객관적이고 정량적으로 측정하고 은폐성 단속안진(covert saccade)을 확인 할 수 있다는 장점이 있으며 자기추적공막코일(scleral magnetic search coil) 검사와 비교하여 차이가 없는 것으로 증명되었다.[1-3]

억제 두부충동검사(suppression head impulse test)는 이러한 두부충동검사의 일종으로 비디오두부충동검사(video head impulse test)의 장비에 다른 검사의 패러다임을 적용하여 기존 두부충동검사에서 관찰할 수 없었던 전정안반사를 억제하는 방향으로의 안구 움직임을 관찰하여 잔존 전정 기능을 파악하는 검사이다.[4] 전통적인 비디오두부충동검사와 거의 동일한 방법으로 시행하나 검사를 시행하는 동안 벽면에 고정된 타깃을 주시하는 대신에 고글에서 나오는 레이저에 의해 형성된 두부 회전과 함께 움직이는 타깃을 주시하며 시행하는 것이 차이점이다. 이는 머리의 움직임과 같이 동일한 방향과 각도로 움직이는 타깃에 대한 안구 움직임의 변화를 분석하는 방법으로, 억제 두부충동검사에서는 정상 전정 기능을 가진 대상의 경우 머리가 회전하는 동안 정상적으로 전정안반사가 일어나 이전의 타깃이 있었던 벽의 위치를 지속적으로 주시하게 되어 안구는 머리의 회전과 함께 이동하는 타깃을 놓치게 되고 머리의 회전이 멈춘 후에 이를 따라잡기 위하여 머리의 회전과 같은 방향으로의 반보상적 단속운동(anti-compensatory saccade)이 나타나게 된다. 반면, 전정 기능 손상이 있을 경우 전정안반사가 위축되거나 소실되어 머리의 회전 동안 안구가 머리의 회전과 같은 방향으로 함께 움직이게 되어 반보상적 단속운동 없이 이동한 타깃을 주시하게 되거나, 단속운동의 크기가 작게 나타나게 된다. 전통적 비디오두부충동검사에서 나타나는 머리의 회전과 반대방향으로 나타나는 보상적 단속운동(compensatory saccade)이 전정기능 저하를 나타내는 반면에 억제 두부충동검사에서 나타나는 머리 회전과 같은 방향으로 나타나는 반보상적 단속운동은 전정 기능 자체를 대변한다고 보고 되고 있다.[5]

6.2 검사 방법

억제 두부충동검사는 타깃의 위치를 제외하고 전통적인 비디오두부충동검사와 거의 동일한 방법으로 시행된다. 전통적인 비디오두부충동검사에서는 벽에 고정 된 점을 계속해서 주시하며 검사를 시행하는 반면, 억제 두부충동검사에서는 환자의 고글에서 환자 정면의 벽에 비쳐 지는 머리와 함께 움직이는 레이저 타깃을 지속적으로 주시하며 검사를 시행하게 된다(그림 6.1). 환자들을 벽에서 1 m 정도 거리를 두고 앉게 한 뒤 무작위 방향으로 머리가 움직이면 타깃이 함께 이동함을 교육한 뒤, 해당 타깃에 시선을 고정하도록 설명한다. 검사자는 환자의 뒤에서 환자의 얼굴 혹은 머리를 잡은 채로 고개를 빠르고 급작스럽게 (peak head velocity 150~250도/초), 10~20도 좌측 혹은 우측으로 20회가량 돌린다. 머리의 회전은 항상 환자가 예측하지 못한 방향과 타이밍으로 시행하도록 한다.[5] 환자로 하

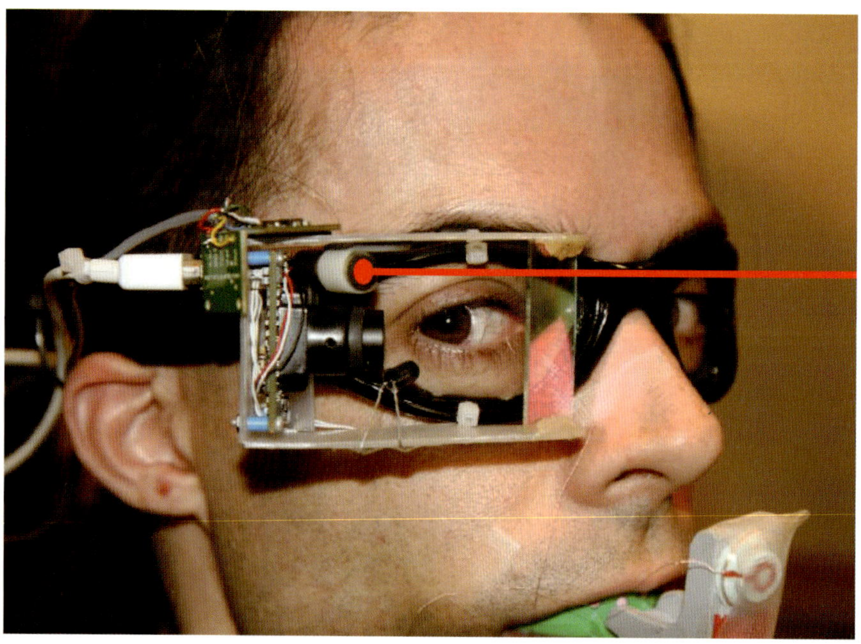

그림 6.1 억제 두부충동검사의 고글. 비디오두부충동검사에서 착용하는 고글과 거의 동일하나 고글에 부착된 레이저를 통해 환자 머리의 정면에 비치는 타깃을 발생시켜 두부충동검사를 시행한다.

여금 머리의 회전과 함께 움직이는 타깃을 지속적으로 주시하게 하며 회전 시 나타나는 반보상적 단속운동의 유무를 확인한다(그림 6.2). 각각의 두부 회전 후 두부의 자극 속도와 안구 속도의 반응 기록들은 전통적 비디오두부충동검사와 마찬가지로 검사자 및 의사가 확인 할 수 있도록 화면에 그래프로 전시된다. 현재까지 억제 두부충동검사가 가능한 장비는 Otometrics사의 ICS impulse™이며, 이 장비의 경우, 비디오두부충동검사에서는 보상적 단속운동의 방향이 화면에서 위를 향하고 있는 반면에 억제 두부충동검사에서 나타나는 반보상적 단속운동은 아래를 향하는 방향으로 나타나게 된다(그림 6.3).

6.3 검사의 지표와 결과 및 분석과 해석

현재까지 억제 두부충동검사에 대한 연구가 많지 않지만 최근까지의 연구들에서 전정안반사의 이득(VOR gain), 최대 머리회전 속도(peak saccade velocity), 지연값(latency), 단속운동 발현율(percentage of saccadic response) 등이 전정 기능 평가의 지표로 이용되고

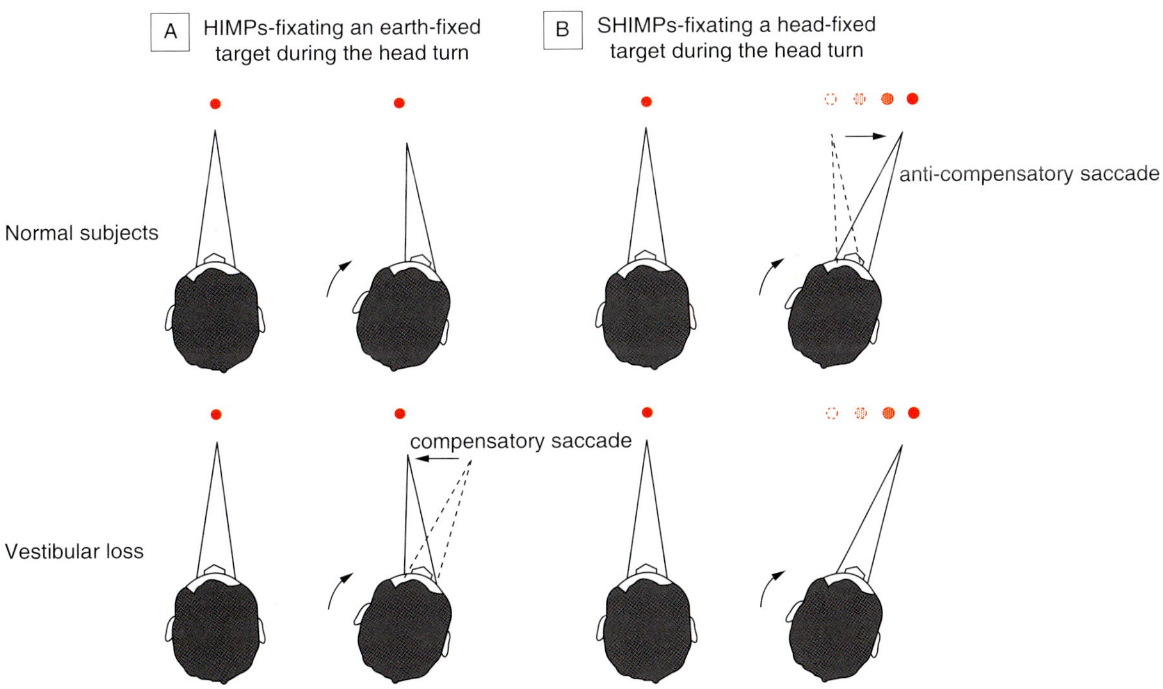

그림 6.2 두부충동검사(Head Impulse Paradigm Test)와 억제 두부충동검사(Suppression Head IMpulse Paradigm Test)의 시행방법. (A) 두부충동검사에서 환자는 약 1 m 앞의 벽에 고정된 타깃을 지속적으로 주시하며 검사를 시행한다. 검사자는 좌우 각각 20회, 환자가 예측하지 못한 방향과 타이밍으로 두부 회전을 실시한다. 정상인의 경우 단속운동 없이 타깃에 시선을 유지할 수 있으며 전정기능의 저하가 있는 환자의 경우에는 두부 회전 시에 타깃에 시선을 유지하지 못하고 보상적 단속운동을 통해 타깃을 유지하게 된다. (B) 억제 두부충동검사는 벽에 고정된 타깃 대신 머리와 함께 움직이는 타깃을 지속적으로 주시하며 검사를 시행한다. 정상인의 경우 전정안반사의 작용으로 두부 회전 동안 움직이는 타깃을 놓치게 되고 두부 회전이 끝난 후에 단속운동을 통해 타깃을 주시하게 되며 전정기능의 저하가 있는 환자의 경우에는 전정안반사가 작용하지 않기 때문에 단속운동 없이 움직이는 타깃을 주시하게 된다.

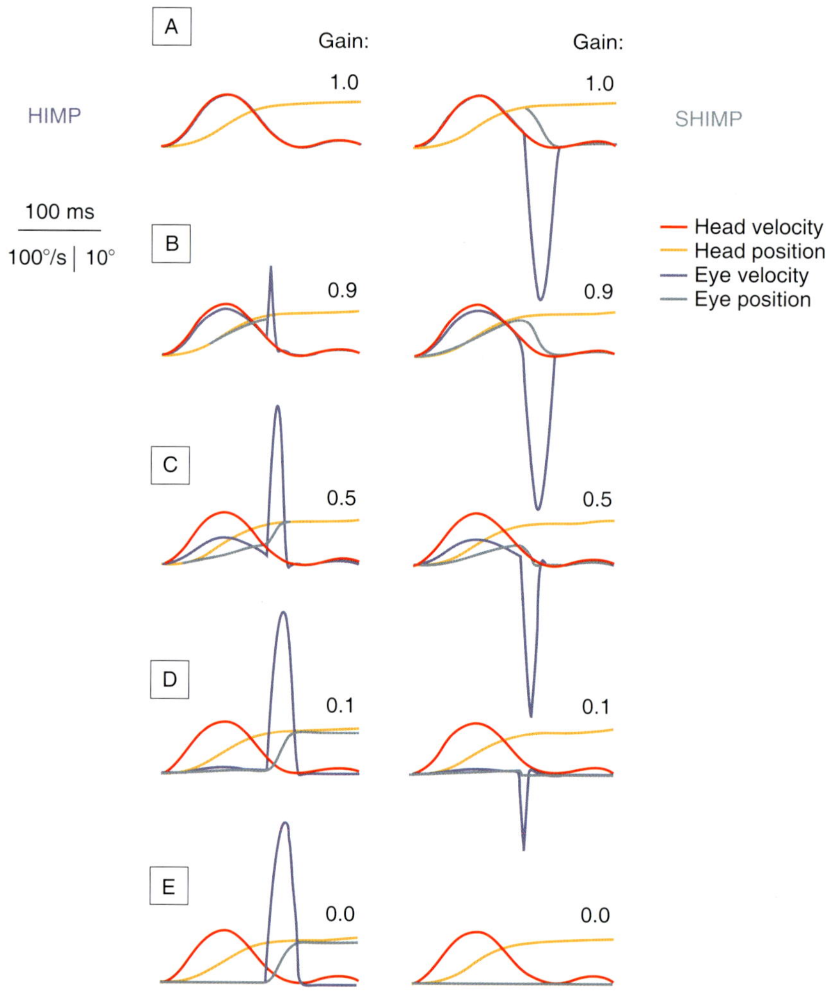

그림 6.3 다양한 전정기능의 상태에 따른 비디오두부충동검사와 억제 두부충동검사의 결과. 빨간색은 머리회전 속도, 주황색은 머리의 위치, 파란색은 눈의 움직임 속도, 하늘색은 눈의 위치를 각각 나타낸다. (A) 정상 전정기능의 검사 결과로 비디오두부충동검사에서는 단속운동 없이 타깃에 시선을 유지하는 반면 억제 두부 충동검사에서는 머리의 회전이 멈춘 후 이동한 타깃을 따라잡기 위해 머리의 회전과 같은 방향으로 단속운동이 나타난다. (B~D) 전정기능이 저하될수록 두 검사에서 모두 낮은 이득을 보이며, 비디오두부충동검사에서는 이득이 감소할수록 단속운동의 크기가 커지는 반면 억제 두부충동검사에서는 이득이 감소 할수록 단속운동의 크기가 점차 감소한다. (E) 이론적으로 완전한 전정기능의 소실 상태로 비디오두부충동검사에서 최대의 단속운동이 나타나며 억제 두부충동검사에서는 머리의 회전과 함께 눈이 움직여 단속운동 없이 타깃에 시선을 유지한다.

있다.

(1) 전정안반사 이득(VOR gain)은 비디오두부충동검사와 마찬가지로 머리 회전 속도 그래프 면적에 대한 눈의 완서상 속도(eye slow phase velocity) 그래프의 면적 비율로 측정한다. 억제 두부 충동검사에서의 이득은 전반적으로 비디오두부충동검사의 이득과 비슷하게 측정되지만 비디오두부충동검사의 이득보다 평균적으로 약 0.06 정도 낮게 측정되며 전정 기능이 정상인 경우에는 약 0.05 정도 낮게 측정 되는 것으로 보고되고 있다.[5,6] 억제 두부충동검사에서는 은폐성 단속운동이 거의 일어나지 않기 때문

에 이득을 계산하는 윈도우 내의 단속운동에 의한 오차를 최소화할 수 있으며, 억제 두부충동검사에서 반보상적 단속운동은 그래프에서 아래 방향을 향하기 때문에 단속운동이 머리의 속도가 0이 되기 전에 나타난다면 이득이 실제보다 다소 낮게 나타날 수 있다. 하지만 최근 연구에서 이러한 요인들을 보정하여도 여전히 두 검사 간의 이득의 차이를 보여 머리움직임과 함께 움직이는 타깃을 주시하도록 하는 검사의 조건 자체가 전정안반사를 억제하는 효과가 있는 것으로 여겨지고 있으며 이것이 억제 두부 충동검사 시행의 기본 원리가 되는 것으로 여겨지고 있다.[6,7]

(2) 최대 단속운동 속도(amplitude of peak saccade velocity)의 경우 각 단속운동의 속도가 최저 혹은 최고일 때 해당 속도의 절대값들을 합하여 단속운동을 확인한 총 자극 횟수로 나눈 값으로 정의하였다. 억제 두부충동검사에서는 머리가 회전하는 동안 전정안반사가 작동하여 환자의 남아 있는 전정안반사에 상응하는 정도로 안구가 머리와 함께 움직이는 타깃을 놓치게 된다. 이후 머리 회전이 멈춘 다음 움직이는 타깃을 따라잡기 위한 단속운동이 나타나기 때문에 이러한 반보상적 단속운동은 환자의 전정안반사 혹은 전정 기능을 대변한다고 볼 수 있다.[6] 억제 두부충동검사에서의 반보상적 단속운동은 그림 6.3과 같이 머리회전이 멈춘 후에 아래를 향하는 모양으로 기록이 된다. 최근의 연구들에서는 최대 단속운동 속도(peak saccade velocity), 최대 단속운동 속도/최대 머리회전 속도(peak saccade velocity/peak head velocity) 등을 전정 기능의 지표로 제시하고 있다. 최대 단속운동 속도는 정상인 354 ± 63°/s, 급성 일측성 전정장애 64 ± 50°/s, 만성 일측성 전정장애 202 ± 129°/s, 양측성 전정장애 104 ± 81°/s으로 전정기능의 저하가 있는 경우에 단속운동 속도의 저하가 나타나며 만성 전정장애 환자의 경우에는 단속운동의 속도가 다소 높게 나타나는 것으로 확인되었다.[8]

(3) 지연값(latency)은 머리의 회전 자극이 시작된 직후부터 강한 반보상적 단속운동이 시작되는 시점 사이의 시간 간격으로 정의된다. 정상인 185 ± 20 ms, 양측성 전정장애 292 ± 69 ms or 269 ± 24 ms, 일측성 전정장애의 환측 238 ± 46 ms, 일측성 전정장애의 건측 202 ± 41 ms으로 전정 기능의 저하가 있는 경우에 지연값이 연장되며, 전통적 비디오두부충동검사에 비해 억제 두부충동검사에서 더욱 연장 된 지연값을 나타낸다고 보고되고 있다.[5] 하지만 또 다른 연구자들은 피검사자의 두부 회전의 방향에 대한 예측이 이러한 지연값의 차이를 유발하며 예측하지 못한 방향과 타이밍으로 두부회전을 시행하였을 때 이러한 차이를 최소화할 수 있다고 보고하고 있다.[9]

(4) 단속운동 발현율(percentage of saccadic response)은 억제 두부충동검사에서 단속운동이 발생한 횟수를 검사에서 시행한 좌우 양측의 총 두부 회전 횟수로 나누어 100을 곱한 값으로 정의된다. 정상인의 경우 혹은 일측성 전정장애의 건측으로 두부 회전을 하였을 경우에 단속운동 발현율은 대부분의 피검사자에서 100%로 나타나는 반면 전정장애가 있는 경우에는 34 ± 25% 정도로 보고되었다. 이러한 결과들을 바탕으로 억제 두부충동검사에서의 단속운동 발현율 또한 전정기능을 예측하는 지표로 여겨지고 있다.[8]

6.4 억제 두부충동검사(SHIMP)의 장점 및 특징

전통적 비디오두부충동검사에서는 은폐성 단속운동이 나타나는 경우 머리와 눈의 움직임의 속도 그래프가 중복되어 단속운동을 명확하게 구분할 수 없었으며 전정안반사 이득을 정확하게 구할 수 없었다. 반면에 억제 두부충동검사는 은폐성 단속운동이 거의 나타나지 않고 단속운동이 전통적 비디오두부충동검사에 비해 늦게 나타나기 때문에 단속운동의 관찰이 쉬우며 이득, 지연값 등의 지표를 보다 정확하게 계산할 수 있다는 장점이 있다. 또한 급성 일측성 전정장애가 있는 환자의 경우 전통적 비디오두부충동검사에서는 자발안진이 그래프에서 위로 향하여 나타나기 때문에 자발 안진과 단속운동을 구별하는 데에 어려움이 있었던 반면에 억제 두부충동검사에서는 자발안진과 반대인 아래로 단속운동이 나타나기 때문에 더 쉽게 관찰이 가능하다.

최근 발표되는 억제 두부충동검사에 대한 연구들은 반보상적 단속운동이 환자의 잔존 전정기능을 예측하는 데 도움을 준다고 주장하고 있다. 실제로 기존의 온도안진검사나 비디오두부충동검사는 환자의 잔존 전정기능을 예측하는 데 있어 한계가 있었다. 온도안진검사에서 반응을 보이지 않는 경우나 일측의 전정신경절제술을 시행한 경우에도 비디오두부충동검사에서 전정안반사 이득이 다양하게 나타나는 경우를 임상에서 흔히 접할 수 있다. 전정기능 저하가 있는 환자에서 전통적 비디오두부충동검사를 시행하면 거의 모든 경우에서 보상적 단속운동이 나타나며 이는 전정안반사의 저하를 나타내게 된다. 하지만 억제 두부충동검사의 경우 반보상적 단속운동은 다양하게 나타날 수 있으며 이는 환자의 잔존 전정안반사의 이득과 별개로 나타날 수 있다(그림 6.4). 그리고 실제로 전정안반사 이득보다 반보상적 단속운동이 환자의 증상을 더 높게 반영하는 것으로 보고되었다.[8] 또한 만

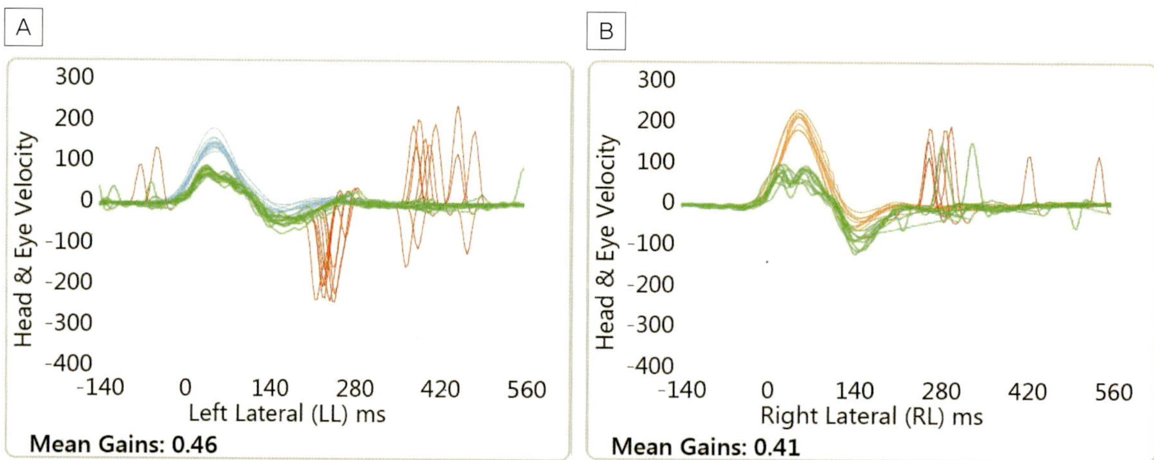

그림 6.4 온도안진검사에서 일측의 무반응을 보이는(canal paresis 100%) 일측성 전정장애 환자들의 억제 두부충동검사 결과. (A) 좌측 전정장애 환자의 억제두부충동검사 결과로 이득은 0.46을 보이며 머리의 회전이 멈춘 후 머리 회전과 같은 방향의 반보상적 단속운동이 나타난다. (B) 우측 전정장애 환자의 억제 두부충동검사 결과로 이득은 0.41로 (A) 환자와 비슷한 이득을 보이고 있으나 반보상적 단속운동이 나타나지 않는다.

성 일측성 전정장애 환자에서 급성 일측성 전정장애 환자에서보다 단속운동의 크기가 더 크게 나타나는 것으로 보고되어 억제 두부 충동검사의 반보상적 단속운동을 통해 환자의 예후, 전정 보상 등을 예측하는 데 도움이 될 것으로 여겨지고 있다.

또한 억제 두부충동검사의 경우 피검사자가 지속적으로 정면에 있는 타깃을 주시하면서 검사를 시행하기 때문에 머리 회전 시에 정면에서 벗어나는 방향으로 시선을 옮겨야 하는 전통적 비디오두부충동검사보다 환자가 더 수월하게 검사를 이해하고 시행받을 수 있다.

6.5 요약

(1) 전통적 두부충동검사(HIMP) vs 억제 두부충동검사(SHIMP)

		전통적 두부충동검사(HIMP)	억제 두부충동검사(SHIMP)
전정 안반사 이득(VOR gain)		– 기준치	HIMP에 비해 약간 감소
단속운동의 형태(pattern of saccade)			
	정상군	없음	큰 반보상적 단속운동(Large anti-compensatory saccade)
	전정기능 저하	보상적 단속운동(compensatory saccade)	반보상적 단속운동이 작거나 나타나지 않음
단속 운동의 해석(interpretation)		전정 안반사 감소(VOR loss)	잔존 전정 안반사 기능(residual VOR function)

(2) 검사의 지표

A. **전정안반사 이득**(VOR gain)

– 억제 두부충동검사가 전통적 방법에 비해 약간 작게 측정되며, 자발 안진과 은폐성 단속운동의 영향이 적어서일 것으로 생각됨

B. **최대 단속운동 속도**(amplitude of peak saccade velocity)

– 환자의 전정안반사 혹은 전정 기능을 대변

C. **지연값**(latency)

– 전정 기능 저하가 있을 경우, 지연될 수 있다는 보고가 있지만 논란이 있음

D. **단속운동 발현율**(percentage of saccadic response)

– 반보상적 단속운동 발현율 또한 잔존 전정기능을 예측하는 지표로 활용 가능하다는 보고가 있음

참고문헌

1. MacDougall, H.G., et al., *The video head impulse test: diagnostic accuracy in peripheral vestibulopathy*. Neurology, 2009. **73**(14): p. 1134-41.
2. Weber, K.P., et al., *Head impulse test in unilateral vestibular loss: vestibulo-ocular reflex and catch-up saccades*. Neurology, 2008. **70**(6): p. 454-63.
3. Macdougall, H.G., et al., *The video Head Impulse Test (vHIT) detects vertical semicircular canal dysfunction*. PLoS One, 2013. **8**(4): p. e61488.
4. Kang, Y.J., et al., *Clinical Feasibility of Suppression Head Impulse Test in Vestibulopathy Patients*. Korean J Otorhinolaryngol-Head Neck Surg, 2018. **61**(2): p. 76-84.
5. MacDougall, H.G., et al., *A new saccadic indicator of peripheral vestibular function based on the video head impulse test*. Neurology, 2016. **87**(4): p. 410-8.
6. Rey-Martinez, J., et al., *Vestibulo-ocular reflex gain values in the suppression head impulse test of healthy subjects*. Laryngoscope, 2018.
7. Crane, B.T. and J.L. Demer, *Latency of voluntary cancellation of the human vestibulo-ocular reflex during transient yaw rotation*. Exp Brain Res, 1999. **127**(1): p. 67-74.
8. Shen, Q., et al., *Saccadic Velocity in the New Suppression Head Impulse Test: A New Indicator of Horizontal Vestibular Canal Paresis and of Vestibular Compensation*. Front Neurol, 2016. **7**: p. 160.
9. Rey-Martinez, J., et al., *The Role of Predictability in Saccadic Eye Responses in the Suppression Head Impulse Test of Horizontal Semicircular Canal Function*. Front Neurol, 2017. **8**: p. 536.

CHAPTER 07

전정신경염의 비디오두부충동검사

학습목차

유명훈, 박홍주

7.1 서론

전정신경염(vestibular neuritis, VN)은 갑작스러운 일측 전정 기능의 저하로 인해 발생하는 급성 자발 회전성 어지럼을 보이는 질환이다. 전정신경염의 정확한 원인은 규명하기 어려우나 가능성이 높은 기전으로는 전정신경이 바이러스에 의해 감염되어 손상되어 발생하는 것으로 알려져 있으며, 드물게 내이를 공급하는 혈관 분지의 허혈로 발생할 수 있는 것으로 추정된다.[1,2] 하지만 미로염, 돌발성난청 동반 어지럼, 신경미로염 등 역시 전정신경염과 증상이나 징후 등은 비슷한 양상으로 나타난다. 따라서 최근에는 병변의 정확한 위치와 관계없이 일측 전정기능이 갑자기 저하되는 다양한 병리를 모두 포함하는 개념으로 급성일측전정병증(acute unilateral vestibulopathy)이라는 병명 사용이 권장되고 있다.[3,4]

급성일측전정병증의 대표적 증상은 다음 4가지다. (1) 지속적인 회전성 현훈, (2) 주변 환경이 움직이는 것 같은 느낌, (3) 병 측으로 몸이 치우치는 증상과 자세/보행 불안정, (4) 오심과 구토. 그리고, 급성일측전정병증의 대표적 징후는 다음 5가지다. (1) 급속성분이 건 측을 향하는 수평회전성 안진이 있고 시고정에 의해 안진을 억제할 수 있음, (2) 주관적시 수직이 병 측으로 편위됨, (3) 병 측을 향하는 두부충동검사 이상소견, (4) 자세불안정과 롬버그검사상 병 측으로 기울어짐, (5) 추종안구운동검사상 건 측을 향할 때만 관찰되는 톱니바퀴추종안구운동(saccadic pursuit)라 주시유발안진 검사에서 안진의 방향이 바뀌지 않음.[4]

비디오두부충동검사(video head impulse test, vHIT)의 개발과 적용은 급성일측전정병증의 감별진단과 분류에 있어 큰 발전을 가져왔다.[5,6] 본 장에서는 전정신경염을 포함하는 급성일측전정병증에서 비디오두부충동검사의 유용성에 대해서 설명하고자 한다.

7.2 감별진단

급성일측전정병증은 미로염, 돌발성난청 동반 어지럼, 전정신경염 등을 모두 포함한 개념이지만, 중추성 어지럼은 포함하지 않는다. 한편 급성 전정증후군(acute vestibular syndrome)은 중추성 어지럼과 말초성 어지럼을 모두 포함한 보다 상위 개념에 해당한다. 급성 전정증후군은 전정신경염에 의한 경우가 가장 흔하지만, 후방순환계 뇌졸증(posterior circulation stroke)의 경우에 전정신경염과 유사한 양상으로 나타날 수 있다.[7] 진찰실에서 간단하게 시행할 수 있는 진찰법인 HINTS (head-impulse test, examination of gaze evoked nystagmus, and test of skew-deviation) 검사법은 초기 MRI보다 더 예민하게 뇌졸증을 감별할 수 있는 방법이다.[1,8] HINTS의 3가지 진찰 중에서 경한 스큐편위(skew deviation)은 드물지만 발견될 경우 중추성 병변임을 강하게 시사하며, 주시유발안진(gaze-evoked nystagmus) 또한 소뇌 뇌졸증의 약 50%에서만 관찰되지만 중추성 병변을 강하게 시사한다. 두부충동검사는 중추성과 말초성 감별에 있어서 가장 중요한 검사로 음성이 나올 경우 중추성 병변을 시사한다.[5] 두부충동검사에서 따라잡기신속안구운동(corrective saccade)가 나타나는 경우 말초성 병변을 강력히 시사하지만, 앞아래소뇌동맥경색[anterior inferior cerebellar artery (AICA) infarction]에 의한 경우 비정상 소견을 보일 수 있어 주의가 필요하며, 다른 신경학적 검사를 참조하여 진단한다.

눈으로 직접 관찰하는 침대맡 두부충동검사 bed-side HIT는 머리가 움직일 때 안구가 같이 움직이게 되어 발생하는 covert saccade를 관찰하기 어렵고, 검사자의 숙련도에 많이 좌우되며, 정량적으로 평가가 어렵다는 단점이 있다. 비디오두부충동검사는 급성 전정증후군의 감별에 있어서 이러한 단점을 보완해줄 수 있는 대안으로 응급실이나 외래 진료에 사용될 수 있다.[7,9] 비디오두부충동검사의 이득(gain)을 이용하여 후방순환계 뇌졸증으로부터 전정신경염을 민감도 88%, 특이도 92%로 감별할 수 있다고 보고되었고, 이는 초기 확산강조영상(diffusion weighted image MRI)보다 더 예민하게 뇌졸증을 진단할 수 있다.[4,10] Mantokoudis 등의 보고에 따르면 양측 가쪽반고리관 이득이 0.7041 이상일 때를 적절한 뇌졸증 구분점(optimal discrimination cut point)으로 발표하였다.[11] 후방순환계 뇌졸증 중에서도 앞아래소뇌동맥 경색[anterior inferior cerebellar artery (AICA) infarction]에 의해 내이만이 손상될 경우 병변 쪽 귀에 이득 감소가 관찰되고, 중추에 있는 전정신경핵이 손상된 경우에는 양측 귀에 대칭적인 이득 감소와 작은 따라잡기신속안구운동이 나타난다. 뒤아래소뇌동맥 경색[posterior inferior cerebellar artery (PICA) infarction]의 경우에는 양측에 대칭적인 약간의 이득 감소와 가장 작은 따라잡기신속안구운동이 나타난다 (그림 7.1).[7] 다만 앞아래소뇌동맥 경색의 경우에는 비디오두부충동검사의 이득이 다양한 형태로 나타날 수 있어서 이득만으로 판단하는 경우 잘못 분류될 수 있다고 보고되었다.[10] 임상적으로 염두에 두어야 하는 점은 양측에 비디오두부충동검사에서 양성 소견을 보인다 하더라도 항상 말초성 병변은 아니며 앞아래소뇌동맥 경색을 감별진단에 고려해야 한다는 점이다.[7,9,12]

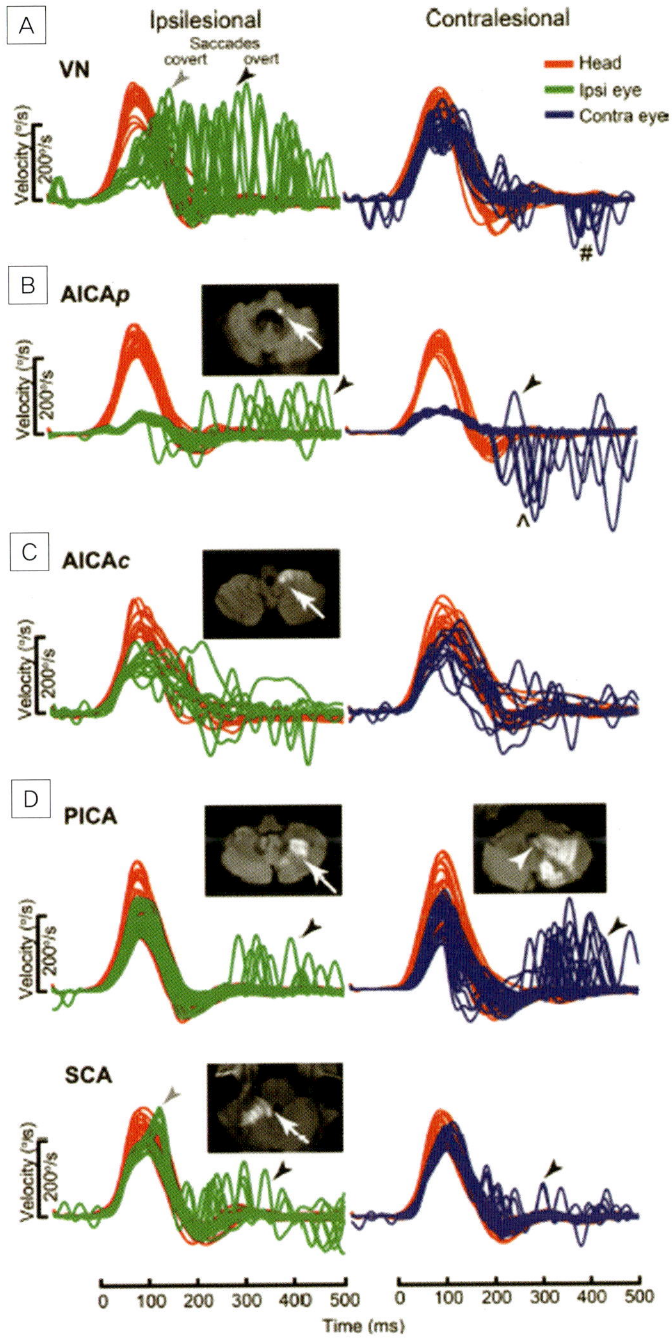

그림 7.1 급성 전정증후군에서 비디오두부충동검사의 감별. (A) 전정신경염(VN)의 경우, 동측 이득이 0.16으로 감소하면서 큰 overt saccade들과 흔한 covert saccade들이 나타난다. 반대측 이득은 0.72로 약간 감소하고, 작은 saccade들이 나타남. (B) 앞아래소뇌동맥 바깥쪽 경색(AICA-peripheral)의 경우, 양측 이득이 크게 감소하나, VN에 비해 동측의 saccade 크기는 감소하고 반대측의 saccade는 오히려 VN보다 크게 나타남. (C) Isolated right floccular infarction에 의한 앞아래소뇌동맥 중앙부 경색(AICA-central)의 경우, 이득은 양쪽이 약간 떨어지고, 약간의 작은 overt saccade들이 나타남. (D) 뒤아래소뇌동맥 경색(PICA)의 경우, 이득은 양측이 대칭이며, overt saccade가 흔하게 나타남. 위소뇌동맥(superior cerebellar artery)경색의 경우, 양측 이득이 약간 감소하며, 작은 overt saccade들이 나타남. (From study of Chen et al.[37)])

그리고 눈으로 직접 보는 침대맡 두부충동검사와 달리 비디오두부충동검사에서 발생하는 인공적인 측정오류(artifact) 등이 있을 수 있기 때문에 비디오두부충동검사 기기에서 제공하는 이득의 정상범위만을 보고 판단하는 오류를 범하지 않아야 한다.[13] 그리고 사용하는 비디오두부충동검사 기기 종류와 이득을 구하는 알고리즘에 따라서도 이득 값이 유의하게 다른 결과를 보일 수 있다.[14] 우선 이득의 절대값뿐만 아니라 온도안진검사의 반고리관 마비(canal paresis)처럼 양측 이득 비대칭으로도 표현될 수 있다. 이득 비대칭(gain asymmetry) = (우측 이득 − 좌측 이득)/(우측 이득 + 좌측 이득) × 100%. 이득 비대칭의 정상범위는 아직 정립되지 않았으나 나이와 관계없이 8% 이상이면 비정상으로 판단할 수 있다.[15-17] 또한 이득이 정상이라 하더라도 따라잡기신속안구운동의 판단 역시 중요한데, 정상인에서도 나타날 수 있으며, 자발안진, 눈깜빡임 등에서도 유사한 형태로 나타날 수 있어 감별이 필요하다.[4] 따라잡기신속안구운동의 최대속도(peak velocity)가 100°/s 이상일 때, 그리고 양 귀 간의 따라잡기신속안구운동의 최대속도 차이가 40°/s 이상일 때 비정상으로 판정하는 방법이 있다.[15,17] 다만 따라잡기신속안구운동의 최대 속도를 평가기준으로 삼을 경우에는 검사자의 두부충동(head impulse) 최대 속도가 중요하며, 너무 높거나 너무 낮지 않아야 한다(일반적으로 150~250°/s).

7.3 전정신경염의 분류

비디오두부충동검사를 통해 초기에 침대맡 두부충동검사에서 확인하던 따라잡기신속안구운동의 여부를 통해 비정상 여부를 확인하는 정성적인 방법이 아니라 가쪽반고리관뿐만 아니라 앞반고리관과 뒤반고리관의 기능을 각각 정량적으로 평가할 수 있게 되었다. 여기에 구형낭[saccule (하전정신경; inferior vestibular nerve)]의 기능을 측정하는 경부전정유발근전위(cervical vestibular evoked myogenic potential, cVEMP) 검사, 난형낭[utricle (상전정신경; superior vestibular nerve)]의 기능을 측정하는 안구전정유발근전위(ocular vestibular evoked myogenic potential, oVEMP) 검사와 주관적시수직검사(subjective visual vertical test, SVV test), 안저촬영(fundus photography) 등을 종합하여 전정기관의 각 부위별, 그리고 상전정신경/하전정신경의 이환 여부를 판단할 수 있다(그림 7.2).[7,18-20] 그리고 최근에는 더 나아가 상 또는 하 전정신경분지 내에서도 한 개의 반고리관 혹은 한 개의 이석기관만을 침범하는 국소적인 급성일측전정병증도 보고되고 있으며 이를 팽대전정신경염(ampullary VN)으로 부르기도 한다.[4,20,21]

(1) 상전정신경염

가장 흔하게(50% 이상) 나타나는 급성일측전정병증은 상전정신경염(superior VN)이다. 일반적으로 온도안진검사에서 일측 전정기능 저하 소견과 안구전정유발근전위의 이상 소견을 동반하고, 경부전정유발근전위는 정상 소견을 보인다. 상전정신경염의 경우 비디오두부충동검사에서는 동측의 가쪽반고리관과 앞반고리관의 이득이 감소하고, 따라잡기신속안

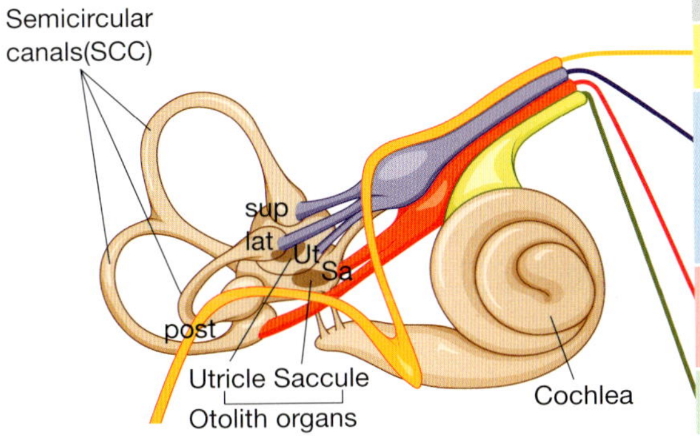

Innervation	End organ	Evaluation method	Acute unilateral vestibulopathy*				
			Vestibular neuritis(VN)			Acute unilateral Cochleovestibulopathy*	Zoster-oticus with vestibulopathy
			Total VN (15~30%)	Superior VN (55~100%)	Inferior VN (3.7~15%)		
Facial nerve	Facial muscles	ENoG	−	−	−	−	+
Superior vestibular nerve	Sup SCC	HIT	+	+	−	+/−	+/−
	Lat SCC	Calorric, rotation, HIT	+	+	−	+/−	+/−
	Utricle	oVEMP, SVV, fundus photo	+	+	−	+/−	+/−
Inferior vestibular nerve	Post SCC	HIT	+	−	+	+/−	+/−
	Saccule	cVEMP	+	−	+	+/−	+/−
Cochlear nerve	Cochlea	PTA, SA, ABR, ECoG...	−	−	−	+	+/−

그림 7.2 내이도를 지나는 4개의 신경과 진단명에 따른 병변의 분포. 여러 검사결과들을 종합하여 각 내이기관의 이환 여부를 평가할 수 있다. +, 검사상 양성 소견, 즉 기능저하가 확인됨을 의미; −, 검사상 음성 소견, 즉 정상기능이 확인됨을 의미; +/−, 검사상 양성/음성 모두를 포함할 수 있음을 의미; 작은 크기의 + 또는 − 기호, 해당소견의 빈도가 높지 않음을 의미함. (From 임상평형의학[4])

구운동이 발견된다(그림 7.3).[4,19]

(2) 상하전정신경염

상전정신경과 하전정신경을 모두 침범하는 상하전정신경염 total VN은 전체 전정신경염 환자의 약 1/3에 해당한다. 상하전정신경염의 경우에는 비디오두부충동검사상 가쪽반고리관, 앞반고리관과 더불어 뒤반고리관에서도 이득이 감소하고 따라잡기신속안구운동이 나타난다.[19,20]

(3) 하전정신경염

상대적으로 드문(2~15%) 하전정신경염 inferior VN에서는 일반적으로 비디오두부충동검사상 가쪽반고리관과 앞반고리관은 정상 소견을 보이면서 뒤반고리관에서만 이상 소견을 보이게 된다(그림 7.4).[22,23] 그리고 경부전정유발근전위에서 전정기능저하 소견이 관찰된다. 하전정신경염에서는 자발안진이 보이지 않는 경우가 있고 온도안진검사상 정상 소견을 보이므로 전통적인 전정신경염의 진단기준에는 부합하지 않고, 중추성 병변으로 오인될 수 있다. 이러한 경우에는 비디오두부충동검사에서 뒤반고리관의 이상을 통해 중추성과 말초성 병변을 감별하는 데 도움을 받을 수 있다.[7,24] 최근 Park 등의 전정신경염에서 경부전정유발근전위와 비디오두부충동검사의 뒤반고리관 결과간의 검사간 일치 여부를 본 연구에서는 예상보다 두 검사 간의 일치도가 높지 않았다. 이는 하전정신경이 구형낭신경(saccular nerve)과 뒤팽대신경(posterior ampullary nerve)으로 나누어지므로 이환된

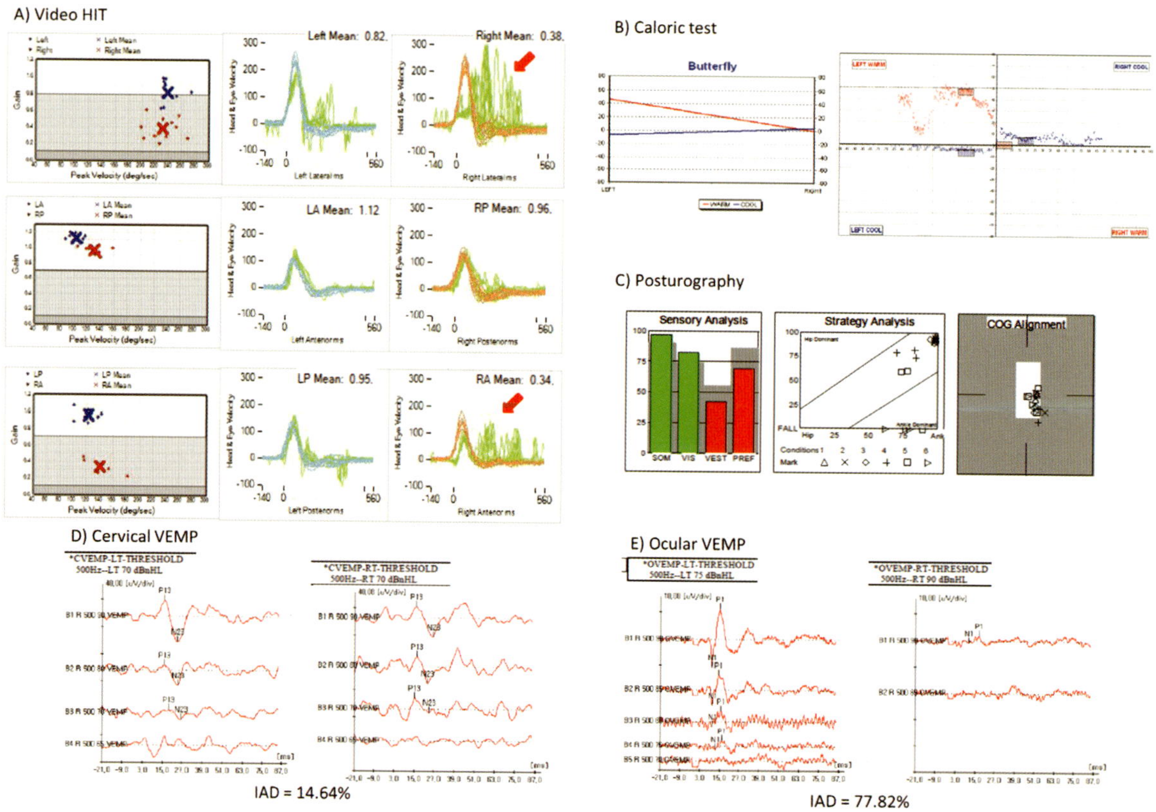

그림 7.3 상전정신경염 환자 증례의 검사결과. 4일 전부터 지속된 어지럼 주소로 내원한 47세 남자의 검사 결과. 비디오두부충동검사(A)에서 우측 가쪽반고리관(이득 0.38)과 우측 앞반고리관(이득 0.34)의 기능저하 소견을 보이고 따라잡기신속안구운동(빨간 화살표)이 관찰되며, 온도안진검사(B)상 우측 94%의 반고리관 마비를 보인다. 경부전정유발근전위(D)는 정상소견 관찰되나, 안구전정유발근전위(E)는 우측의 역치가 90 dB로 증가되어 있고 전위비대칭(IAD)이 상승되어 있는 비정상 소견을 보인다. 이상으로 종합해보아 앞반고리관과 가쪽반고리관, 난형낭이 침범되면서 뒤반고리관, 구형낭은 보존된 상전정신경염으로 진단할 수 있다.

신경에 따라서 달라질 수 있고, 따라서 두 검사는 상호보완적으로 이용될 수 있다.[24)]

7.4 임상경과 및 치료효과 판정

비디오두부충동검사는 기존 온도안진검사(0.002 Hz)와 회전의자검사(0.01~0.64 Hz)에 비해 일상생활 중 발생하는 머리 움직임(0.1~5 Hz)에 가까운 빠른 전정안구반사(2~6 Hz)를 평가할 수 있다.[25,26)] 또 비디오두부충동검사는 다른 검사에 비해 검사 시간이 짧고, 환자에게 불편감을 비교적 덜 유발하기 때문에 한 환자에서 여러 번 검사를 반복할 수 있으므로 치료 경과나 효과를 파악하는데 유용하다. 전정신경염 환자에서 온도안진검사를 이용하여 스테로이드를 사용할 경우 보다 전정기능의 호전을 보인다는 보고도 있으나,[27)] 전정신경염 환자에서 스테로이드의 효과를 비디오두부충동검사와 함께 다른 전정기능검사들을 이용하여 평가한 연구에 따르면, 스테로이드군과 전정재활운동만을 시행한 군과

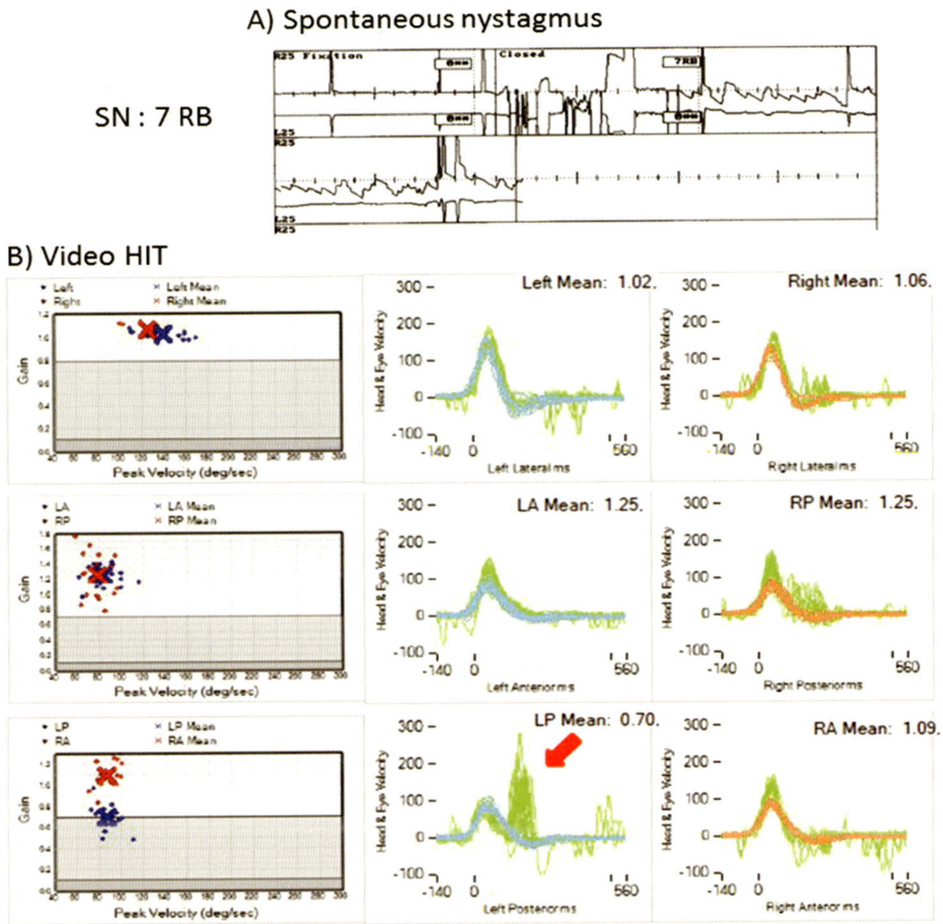

그림 7.4 하전정신경염 환자 증례의 검사결과. 45세 여자 환자가 7일 전 발생한 회전성 어지럼을 주소로 내원함. 우측으로 자발안진이 관찰되었다. 온도안진검사는 비디오두부충동검사상 좌측의 25% 반고리관 마비 소견 관찰되었다. 비디오두부충동검사상 좌측 뒤반고리관의 이득이 0.7로 비정상 판정 경계선이었으며, 뚜렷한 covert saccade(빨간 화살표)가 관찰되었고, 다른 반고리관들은 정상 소견으로 관찰되어 좌측 하전정신경염으로 해석할 수 있다.

유의한 차이가 없어 전정신경염에서 스테로이드 치료가 효용성이 없다는 보고도 있다.[28]

비디오두부충동검사의 가쪽반고리관 기능 평가와 온도안진검사 반고리관 마비 결과와의 불일치성에 대해서는 비교적 많이 알려져 있고, 이는 자극하는 주파수의 차이로 인한 것으로 생각된다.[16,29,30] 그러나 두 검사 간의 불일치성이 크게 나타나는 메니에르병이나 전정편두통에 비해서 전정신경염에서는 상대적으로 유의한 상관관계를 보여 질환에 따른 차이가 있을 것으로 생각된다.[16,26,31,32] 전정편두통 환자와 급성기 및 만성기 전정신경염 환자에서 이득 비대칭과 온도안진검사의 반고리관 마비를 비교하였을 때, 전정편두통 환자에서는 유의한 연관성을 보이지 않았으나, 급성기($R = 0.35$, $p < 0.005$) 및 만성기($R = 0.31$, $p < 0.01$)에서는 유의한 연관성을 보였다는 보고도 있다(그림 7.6).[16]

전정신경염의 임상경과에 있어서 온도안진검사의 정상화 비율은 6개월에서 1년이 경과하면 40~66% 정도로 알려져 있다.[28,30,33] 비디오두부충동검사의 경우 이득의 정상화가 기존의 온도안진검사에 비해 더 높은 비율로 나타나는 것으로 보고되었다.[15] 다른 연구들에서는 비디오두부충동검사를 이용한 병변 측 가쪽반고리관 이득의 정상화 비율은 발병 후 1개월째 38~52%, 발병 후 6개월째는 79~87%로 나타났다.[1,15,28] 하지만, 이득(비정상 이득 < 0.8)뿐만 아니라 따라잡기신속안구운동의 이상(비정상 > 100°/sec)까지 같이 고려하였을 때는 이득만 가지고 고려하였을 때보다 유의하게 비정상 소견을 확인할 수 있는 장점을 보였다(그림 7.5; 1개월째 이득과 신속안구운동 함께 고려 시 13% vs 이득만 고려 시 29%).[15] Buki 등의 연구에 따르면 수직반고리관 들이 가쪽반고리관에 비해서 회복률이 떨어졌으며, 특히, 뒤반고리관이 단독으로 침범된 경우에 가장 회복률이 떨어지는 것으로 나타났다.[1] 반면에 Magliulo 등의 연구에 따르면 전정유발근전위와 종합하여 평가해 보았을 때 상전정신경 영역의 회복이 더디게 일어나는 것으로 보고하였는데, 이는 난형낭신경(utricular nerve)과 구형낭신경의 회복이 먼저 일어나고, 그 뒤에 팽대신경의 회복이 이어지게 때문이라고 설명하였다.[18,21] 그리고, 발병 초기의 비디오두부충동검사의 이득이 크게 떨어져 있거나, 온도안진검사의 반고리관 마비가 심한 경우에는 시간이 지나도 이득의 회복률이 유의하게 떨어지는 것으로 나타났다.[34] Cerchiai 등의 연구에서는 발병 초기의 비디오두부충동검사의 이득이 크게 떨어진 환자의 경우 발병 후 1달째의 Dizziness handicap index (DHI) 점수가 유의하게 높았으며, 전정재활치료가 필요한 환자군이었다고 보고하였다.[32]

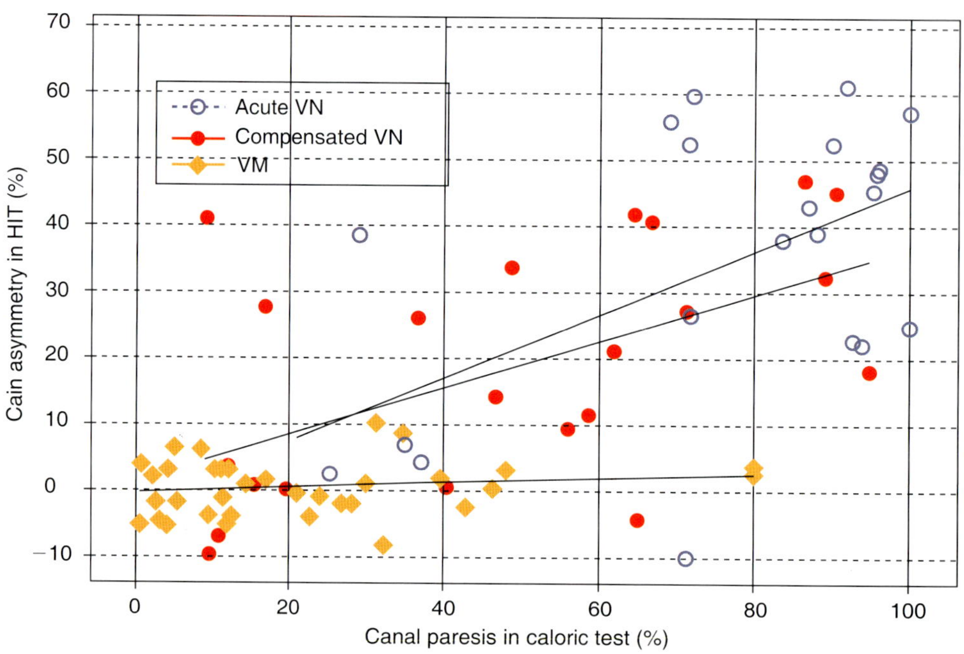

그림 7.5 이득 비대칭(gain asymmetry)과 반고리관 마비(canal paresis). 이득 비대칭(GA)과 반고리관 마비(CP)가 급성기 전정신경염(acute VN, 하얀 원), 만성기 전정신경염[compensated VN (6개월째), 검은 원], 전정편두통(VM, 검은 다이아몬드) 환자에서 보여지고 있다. 전정신경염에서는 급성기(점선)나, 만성기(얇은 직선) 모두 유의한 연관성을 보이나, 전정편두통(굵은 직선)에서는 두 값 간의 유의한 연관성을 보이지 않는다. (From study of Yoo et al.[16])

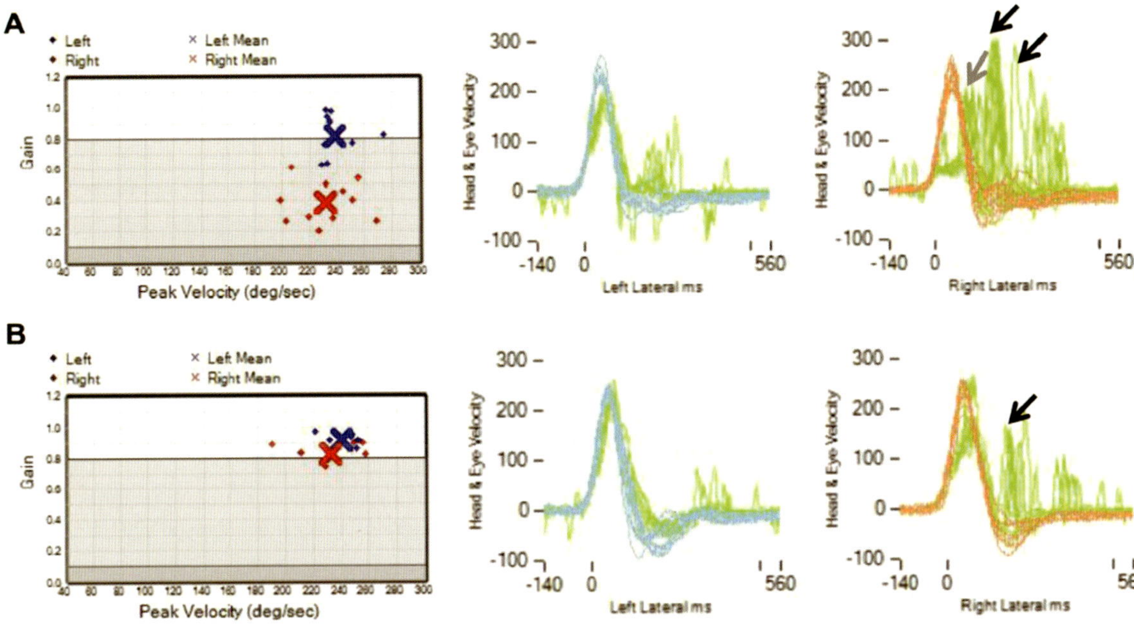

그림 7.6 전정신경염 환자에서 급성기와 만성기 소견. 우측 전정신경염으로 진단받은 55세 여자 환자에서의 비디오두부충동검사. 급성기(A)에는 우측 이득이 떨어져 있고(0.38), 뚜렷한 overt(검은 화살표)와 covert(회색 화살표)가 관찰된다. 1달후 검사(B)에서 이득은 정상범위로 증가되었으나, 여전히 saccade가 비정상적으로 관찰된다. (From study of Yang et al.[15])

전정신경염의 회복 과정에 있어서 증상의 호전은 환자들마다 아주 다양하게 나타나는데, 경우에 따라 증상이 오래 지속되는 경우들이 있으며, 이러한 증상의 변화는 전정기능검사 결과와 항상 일치하지는 않는다.[35] 어지럼 증상이 호전되는(DHI가 10 이내로 정상화되는) 비율은 대략 64~87% 정도로 보고되었다.[21,28] 그러나, 비디오두부충동검사의 이득과 어지럼 증상의 정도의 연관성은 연구에 따라 다르게 보고되었다. Patel 등에 따르면 만성기 전정신경염 환자들에서 DHI 점수와 Vertigo Symptoms Scale short-form (VSS)를 이용하여 어지럼 증상의 정도를 평가하였을 때, 비디오두부충동검사 결과와 유의한 연관성을 보이지 않았다.[35]

어지럼을 동반한 돌발성난청 환자에서 시행한 비디오두부충동검사 결과에서는, 주로 상정전신경 영역의 침범이 흔한 전정신경염과 달리, 74%에서 뒤반고리관이 이환되고 가쪽반고리관(41%)과 앞반고리관(30%)의 침범은 상대적으로 적은 것으로 알려졌다. 이러한 차이는 청신경과 하전정신경과의 밀접한 연관성이나 미로동맥의 분지 중 일부의 허혈로 발생할 수 있는 것으로 설명된다.[36] 그리고 어지럼을 동반한 람제이 헌트 증후군(Ramsay-Hunt syndrome with vertigo) 환자들과 전정신경염 환자에서 전정기능의 회복을 비디오두부충동검사로 평가한 연구에서 람제이헌트 증후군 환자들보다 전정신경염 환자에서 유의하게 빠른 회복을 보였다.[33]

7.5 결론

비디오두부충동검사는 장비가 비교적 간단하고, 검사시간이 짧으며 각 반고리관을 정량적으로 평가할 수 있는 장점들이 있어 최근에 국내에도 많은 기관에 장비가 보급되어 사용되고 있다. 전정신경염을 포함한 급성일측전정병증 환자의 감별진단에 많은 도움을 받을 수 있는 검사법으로, 이외에도 전정신경염의 침범 범위에 따른 분류, 예후 예측 그리고 치료경과 파악 등에 유용하게 쓰일 수 있다.

참고문헌

1. Buki B, Hanschek M, Junger H. Vestibular neuritis: Involvement and long-term recovery of individual semicircular canals. Auris, nasus, larynx 2017; 44:288-293.
2. Lee JI, Yoon RG, Lee JHet al. Prognostic Value of Labyrinthine 3D-FLAIR Abnormalities in Idiopathic Sudden Sensorineural Hearing Loss. AJNR Am J Neuroradiol 2016; 37:2317-2322.
3. Strupp M, Magnusson M. Acute Unilateral Vestibulopathy. Neurologic clinics 2015; 33:669-685, x.
4. 대한평형의학회. 임상평형의학. 서울: 범문에듀케이션, 2017.
5. Guan Q, Zhang L, Hong Wet al. Video Head Impulse Test for Early Diagnosis of Vestibular Neuritis Among Acute Vertigo. The Canadian journal of neurological sciences Le journal canadien des sciences neurologiques 2017; 44:556-561.
6. MacDougall HG, Weber KP, McGarvie LA, Halmagyi GM, Curthoys IS. The video head impulse test: diagnostic accuracy in peripheral vestibulopathy. Neurology 2009; 73:1134-1141.
7. Halmagyi GM, Chen L, MacDougall HG, Weber KP, McGarvie LA, Curthoys IS. The Video Head Impulse Test. Frontiers in neurology 2017; 8:258.
8. Kattah JC, Talkad AV, Wang DZ, Hsieh YH, Newman-Toker DE. HINTS to diagnose stroke in the acute vestibular syndrome: three-step bedside oculomotor examination more sensitive than early MRI diffusion-weighted imaging. Stroke 2009; 40:3504-3510.
9. Newman-Toker DE, Saber Tehrani AS, Mantokoudis Get al. Quantitative video-oculography to help diagnose stroke in acute vertigo and dizziness: toward an ECG for the eyes. Stroke 2013; 44:1158-1161.
10. Mantokoudis G, Tehrani AS, Wozniak Aet al. VOR gain by head impulse video-oculography differentiates acute vestibular neuritis from stroke. Otology & neurotology : official publication of the American Otological Society, American Neurotology Society [and] European Academy of Otology and Neurotology 2015; 36:457-465.
11. Mantokoudis G, Saber Tehrani AS, Wozniak Aet al. Impact of artifacts on VOR gain measures by video-oculography in the acute vestibular syndrome. Journal of vestibular research : equilibrium & orientation 2016; 26:375-385.
12. Guler A, Karbek Akarca F, Eraslan Cet al. Clinical and video head impulse test in the diagnosis of posterior circulation stroke presenting as acute vestibular syndrome in the emergency department. Journal of vestibular research : equilibrium & orientation 2017; 27:233-242.
13. Celebisoy N. Acute vestibular syndrome: clinical head impulse test versus video head impulse test. Journal of neurology 2018.
14. Lee SH, Yoo MH, Park JWet al. Comparison of Video Head Impulse Test (vHIT) Gains Between Two Commercially Available Devices and by Different Gain Analytical Methods.

Otology & neurotology : official publication of the American Otological Society, American Neurotology Society [and] European Academy of Otology and Neurotology 2018.

15. Yang CJ, Cha EH, Park JWet al. Diagnostic Value of Gains and Corrective Saccades in Video Head Impulse Test in Vestibular Neuritis. Otolaryngology--head and neck surgery : official journal of American Academy of Otolaryngology-Head and Neck Surgery 2018:194599818768218.

16. Yoo MH, Kim SH, Lee JY, Yang CJ, Lee HS, Park HJ. Results of video head impulse and caloric tests in 36 patients with vestibular migraine and 23 patients with vestibular neuritis: a preliminary report. Clinical otolaryngology : official journal of ENT-UK ; official journal of Netherlands Society for Oto-Rhino-Laryngology & Cervico-Facial Surgery 2016; 41:813-817.

17. Yang CJ, Lee JY, Kang BC, Lee HS, Yoo MH, Park HJ. Quantitative analysis of gains and catch-up saccades of video-head-impulse testing by age in normal subjects. Clinical otolaryngology : official journal of ENT-UK ; official journal of Netherlands Society for Oto-Rhino-Laryngology & Cervico-Facial Surgery 2016; 41:532-538.

18. Magliulo G, Gagliardi S, Ciniglio Appiani M, Iannella G, Re M. Vestibular neurolabyrinthitis: a follow-up study with cervical and ocular vestibular evoked myogenic potentials and the video head impulse test. The Annals of otology, rhinology, and laryngology 2014; 123:162-173.

19. Taylor RL, McGarvie LA, Reid N, Young AS, Halmagyi GM, Welgampola MS. Vestibular neuritis affects both superior and inferior vestibular nerves. Neurology 2016; 87:1704-1712.

20. Walther LE, Blodow A. Ocular vestibular evoked myogenic potential to air conducted sound stimulation and video head impulse test in acute vestibular neuritis. Otology & neurotology : official publication of the American Otological Society, American Neurotology Society [and] European Academy of Otology and Neurotology 2013; 34:1084-1089.

21. Magliulo G, Iannella G, Gagliardi S, Re M. A 1-year follow-up study with C-VEMPs, O-VEMPs and video head impulse testing in vestibular neuritis. European archives of oto-rhino-laryngology : official journal of the European Federation of Oto-Rhino-Laryngological Societies (EUFOS) : affiliated with the German Society for Oto-Rhino-Laryngology - Head and Neck Surgery 2015; 272:3277-3281.

22. Chihara Y, Iwasaki S, Murofushi Tet al. Clinical characteristics of inferior vestibular neuritis. Acta oto-laryngologica 2012; 132:1288-1294.

23. Kim JS, Kim HJ. Inferior vestibular neuritis. Journal of neurology 2012; 259:1553-1560.

24. Park JS, Kim CH, Kim MB. Comparison of Video Head Impulse Test in the Posterior Semicircular Canal Plane and Cervical Vestibular Evoked Myogenic Potential in Patients With Vestibular Neuritis. Otology & neurotology : official publication of the American Otological Society, American Neurotology Society [and] European Academy of Otology and Neurotology 2018; 39:e263-e268.

25. Burston A, Mossman S, Mossman B, Weatherall M. Comparison of the video head impulse test with the caloric test in patients with sub-acute and chronic vestibular disorders. Journal of clinical neuroscience : official journal of the Neurosurgical Society of Australasia 2018; 47:294-298.

26. Park HJ, Migliaccio AA, Della Santina CC, Minor LB, Carey JP. Search-coil head-thrust and caloric tests in Meniere's disease. Acta oto-laryngologica 2005; 125:852-857.

27. Strupp M, Zingler VC, Arbusow Vet al. Methylprednisolone, valacyclovir, or the combination for vestibular neuritis. The New England journal of medicine 2004; 351:354-361.

28. Yoo MH, Yang CJ, Kim SAet al. Efficacy of steroid therapy based on symptomatic and

functional improvement in patients with vestibular neuritis: a prospective randomized controlled trial. European archives of oto-rhino-laryngology : official journal of the European Federation of Oto-Rhino-Laryngological Societies (EUFOS) : affiliated with the German Society for Oto-Rhino-Laryngology - Head and Neck Surgery 2017; 274:2443-2451.

29. Redondo-Martinez J, Becares-Martinez C, Orts-Alborch M, Garcia-Callejo FJ, Perez-Carbonell T, Marco-Algarra J. Relationship between video head impulse test (vHIT) and caloric test in patients with vestibular neuritis. Acta otorrinolaringologica espanola 2016; 67:156-161.

30. Zellhuber S, Mahringer A, Rambold HA. Relation of video-head-impulse test and caloric irrigation: a study on the recovery in unilateral vestibular neuritis. European archives of oto-rhino-laryngology : official journal of the European Federation of Oto-Rhino-Laryngological Societies (EUFOS) : affiliated with the German Society for Oto-Rhino-Laryngology - Head and Neck Surgery 2014; 271:2375-2383.

31. McGarvie LA, Curthoys IS, MacDougall HG, Halmagyi GM. What does the dissociation between the results of video head impulse versus caloric testing reveal about the vestibular dysfunction in Meniere's disease? Acta oto-laryngologica 2015; 135:859-865.

32. Cerchiai N, Navari E, Sellari-Franceschini S, Re C, Casani AP. Predicting the Outcome after Acute Unilateral Vestibulopathy: Analysis of Vestibulo-ocular Reflex Gain and Catch-up Saccades. Otolaryngology--head and neck surgery : official journal of American Academy of Otolaryngology-Head and Neck Surgery 2018; 158:527-533.

33. Martin-Sanz E, Rueda A, Esteban-Sanchez J, Yanes J, Rey-Martinez J, Sanz-Fernandez R. Vestibular Restoration and Adaptation in Vestibular Neuritis and Ramsay Hunt Syndrome With Vertigo. Otology & neurotology : official publication of the American Otological Society, American Neurotology Society [and] European Academy of Otology and Neurotology 2017; 38:e203-e208.

34. Bartolomeo M, Biboulet R, Pierre G, Mondain M, Uziel A, Venail F. Value of the video head impulse test in assessing vestibular deficits following vestibular neuritis. European archives of oto-rhino-laryngology : official journal of the European Federation of Oto-Rhino-Laryngological Societies (EUFOS) : affiliated with the German Society for Oto-Rhino-Laryngology - Head and Neck Surgery 2014; 271:681-688.

35. Patel M, Arshad Q, Roberts RE, Ahmad H, Bronstein AM. Chronic Symptoms After Vestibular Neuritis and the High-Velocity Vestibulo-Ocular Reflex. Otology & neurotology : official publication of the American Otological Society, American Neurotology Society [and] European Academy of Otology and Neurotology 2016; 37:179-184.

36. Pogson JM, Taylor RL, Young ASet al. Vertigo with sudden hearing loss: audio-vestibular characteristics. Journal of neurology 2016; 263:2086-2096.

37. Chen L, Todd M, Halmagyi GM, Aw S. Head impulse gain and saccade analysis in pontine-cerebellar stroke and vestibular neuritis. Neurology 2014; 83:1513-1522.

CHAPTER 08

메니에르병의 비디오두부충동검사

학습목차

정진세, 김성헌

8.1 서론

메니에르병은 불규칙하게 반복적으로 발생하는 회전성 어지럼, 난청, 이명, 이충만감을 증상으로 하는 만성질환으로 병의 진단은 기본적으로 환자의 임상적 과거력 및 청력검사 결과를 바탕으로 내려진다. 아직까지 메니에르병의 진단기준에 전정기능에 대한 객관적 평가 요소가 들어가지 않은 이유는 질병의 특성상 전정기능의 기복이 있고, 진행되는 양상을 띠고 있기 때문이다. 현재까지 메니에르병의 경과와 치료의 반응을 보는 데 활용할 목적으로 전정안반사의 평가를 위해서는 온도안진검사(caloric test), 회전의자검사, 비디오두부충동검사(video head impulse test, vHIT) 등이 시행되고 있고, 이석기관의 평가를 위해 전정유발근전위검사(VEMP) 및 탈수직축회전의자검사(off-vertical axis rotation) 등이 시행되고 있으나 진단에 필요한 민감도는 매우 낮은 것으로 보고되고 있다.

8.2 메니에르병에서 vHIT 결과의 특징

최근 메니에르병에서 비디오두부충동검사가 어떠한 결과를 보이는지에 대한 연구결과들이 지속적으로 보고되고 있다. 다수의 독립적인 연구 결과에서 메니에르병의 경우 비디오두부충동검사검사와 온도안진검사에서 상반된 결과를 보이는 경우가 보고되었다(Blodow et al., 2013; Lee et al., 2017; Park et al., 2005). 즉, 온도안진검사에서 일측성 반고리관마비가 있거나 자발안진이 있더라도 비디오두부충동검사의 이득이 정상으로 나오는 경우가 많다(그림 8.1). Blodow 등에 의하면 메니에르병 환자의 67%가 온도안진검사에서 비정상적인 소견을 보인 반면, 비디오두부충동검사에서는 37%에서만이 비정상적인 소견을 보였다(Blodow et al., 2014). 또한 Lee 등은 비디오두부충동검사의 이득값이 메니에르병 환자

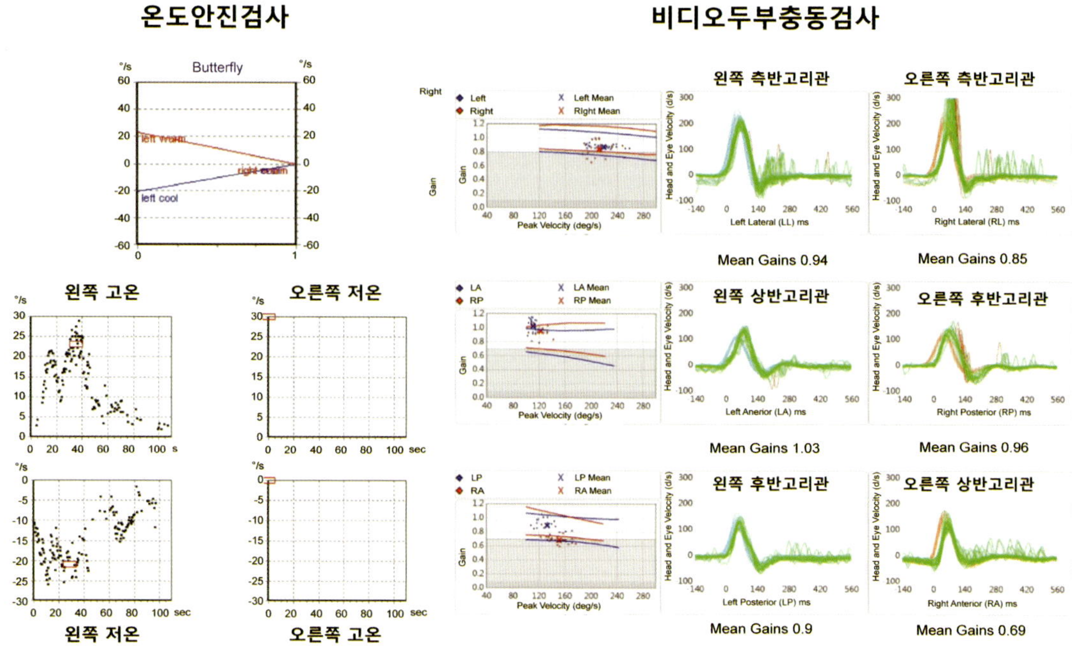

그림 8.1 메니에르병에서 온도안진검사와 비디오두부충동검사의 차이의 예. 우측 메니에르병 진단으로 온도안진검사에서 100% 반고리관마비를 보였으나 비디오두부충동검사에서 정상 이득을 보임.

의 67%에서 정상소견으로 나왔으며, 19%가 감소하였고, 14%의 환자의 경우 오히려 증가하였다고 보고하였고, 반면 온도안진검사에서는 64%의 환자에서 반고리관마비가 있다고 보고하였다(Lee et al., 2017). 진단범위를 더 구체화하여 "Definite" 메니에르병 환자를 대상으로 한 연구에서도 온도안진검사와 비디오두부충동검사에서 뚜렷한 전정안반사의 기능 차이가 있음이 보고되었다(McCaslin et al., 2015).

이렇게 메니에르병에서 비디오두부충동검사 검사와 온도안진검사의 이득값에 차이를 보이는 이유는 아직 확실하게 규명되지는 않았으나 첫 번째 가설은 메니에르병에서 저주파수의 자극에 반응하는 2형 유모세포(hair cell)가 특이적으로 손상받을 수 있다는 것이다(McCaslin et al., 2015). 보통 1형 유모세포는 고주파수 혹은 높은 가속도의 두부 운동에 반응하는 세포이며, 2형 유모세포는 저주파수 혹은 낮은 가속도의 두부 운동에 반응하는 것으로 알려져 있다(Hullar et al., 2005). 이 중에 메니에르병의 경우 2형 유모세포가 주로 손상되고, 1형 유모세포는 대부분 보존된다고 알려져 있다(Park et al., 2005; Tsuji et al., 2000). 때문에 고주파 혹은 빠른 가속도의 두부 운동을 탐지할 수 있는 비디오두부충동검사에서는 정상소견으로 나오고, 저주파 혹은 느린 가속도의 두부 운동을 탐지할 수 있는 온도안진검사에서는 이상소견이 나올 수 있는 것이다. 하지만 최근에는 메니에르병의 환자 내이조직에서 1형 및 2형 유모세포 모두 동일하게 손상된 소견을 관찰하였고, 규칙적 신경섬유와 불규칙적 신경섬유가 유모세포의 종류와 상관없이 분포하고 있음이 밝혀져 첫 번째 가설에 논란의 여지는 있다(McCall et al., 2009; McCaslin et al., 2015). 두번째 가

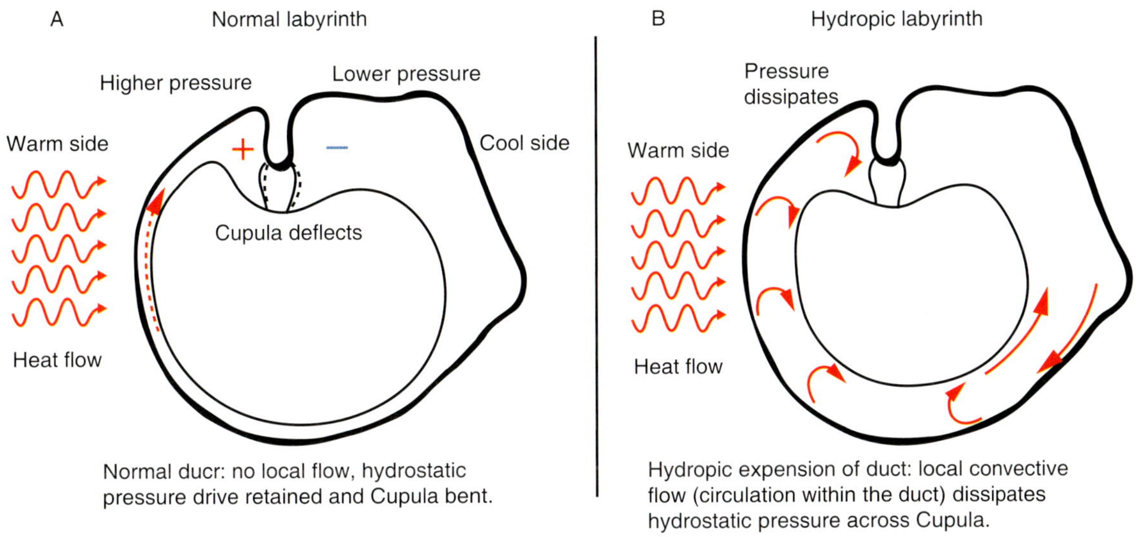

그림 8.2 메니에르병에서 반고리관의 막미로 확장에 따른 내림프액의 흐름 저하 현상의 가설. 메니에르병에서 막미로의 확장으로 인해 고온자극에 의한 내림프액의 팽대부릉정으로의 이동에 필요한 힘이 약해져 온도안진검사에서 반응이 약하게 나올 수 있음 (McCaslin et al., 2015).

설은 막미로의 확장에 의해서 내림프액의 흐름이 있어도 Cupula의 굴곡이 완화되어 전정안반사가 감소될 수 있다는 것이다(그림 8.2). 사람에서는 막미로의 단면 넓이가 뼈미로의 약 5~8%밖에 되지 않는데, 메니에르병에서는 이 막미로가 팽창하게 되어서 팽대부릉정(cupula)을 향하는 대류의 힘이 약해져서 온도안진반응이 안나지만, 비디오두부충동검사에서의 빠른 각가속도 운동에서는 내림프액의 흐름에 큰 차이가 없어 두 가지 검사의 결과가 상이하게 나올 것이라는 가설이다(Curthoys et al., 1977; McCaslin et al., 2015).

한편 메니에르병의 급성기와 휴지기에 비디오두부충동검사 결과의 차이가 나는지는 아직까지 확실하지 않다. Manzari 등에 의하면 메니에르병의 휴지기에는 양측의 비디오두부충동검사 이득값이 증가해 있으나 급성기에는 이득값이 약간 감소하지만 여전히 정상기준값보다 높고, 회복기에는 다시 급성기 이전으로 돌아간다고 보고하였다(Manzari et al., 2011; Manzari et al., 2013). Martinez-Lopez 등은 메니에르병 환자에서 상반고리관의 비디오두부충동검사 이득값이 급성기에 떨어졌다가 회복기에 다시 정상으로 돌아온다고 보고하였다(Martinez-Lopez et al., 2015). 이처럼 주로 어지럼증의 급성기에는 비디오두부충동검사의 이득은 주로 감소하는 경향을 보이지만 증상이 없는 기간에는 오히려 이득이 증가해 있을 수 있으므로 이득값의 절대치에 큰 의미를 두지 말고 지속적인 검사 결과값의 변화를 추적관찰하여 임상적 증상과 맞추어서 해석할 필요가 있다.

메니에르병은 병이 진행됨에 따라서 청력의 손실이 동반되는데 청력 역치에 따라 병의 단계를 4단계로 나눌 수 있다. 1단계는 순음청력역치(500, 1000, 2000, 4000 Hz에서의 청력역치의 평균)가 25 dB HL 이하, 2단계는 26~40 dB HL, 3단계는 41~70 dB HL, 4단계는 70 dB HL 이상으로 정의된다. 메니에르병의 초기 단계에서 비디오두부충동검사의 이득값은 불규칙적으로 변동되는 양상을 띠게 되고, 때로는 정상보다 높게 나오는 경우도 많으나, 후기 단계에 들어서면 비디오두부충동검사의 이득값은 일반적으로 떨어지는 것으로 보고 되었으며, 급성기에 떨어진 이득값이 잘 회복되지 않는다고 보고되었다(Lee et al., 2017). 이는 병이 진행되면서 팽대부릉정 및 전정신경의 퇴화 혹은 기능저하가 영구적으로 올 수 있기 때문에 전정안반사를 반영하는 비디오두부충동검사 상에서 이득이 지속적으로 떨어질 수 있음을 의미한다. 하지만 병의 단계에 따라 비디오두부충동검사의 결과가 어떠한지에 대한 연구 결과가 부족하여 확실한 결론을 위해서는 다수의 환자를 대상으로 한 추가적인 연구가 필요하다.

메니이르병에서 비디오두부충동검사 결과에 대한 연구는 주로 병측의 수평반고리관에서 이득값의 비교를 통한 것으로 수직반고리관에 대한 연구 결과는 많지 않다. Lee 등은 수평반고리관의 비디오두부충동검사 이득값과 달리 수직반고리관의 비디오두부충동검사 이득값은 메니에르병이 있는 귀와 정상 귀 사이에 큰 차이가 없다고 보고하였다(Lee et al., 2017). 그 이유로는 메니에르병에서 수평반고리관에 비해서 수직반고리관의 기능이 마지막까지 잘 보존되고, 상, 후 반고리관이 공통각으로 연결되어서 내림프관의 팽창에 한계가 있어 전정안반사 이득의 감소가 덜하다고 설명하고 있다(Lee et al., 2017). 또한 메니에르병 환자에서 정상측 귀의 비디오두부충동검사 이득값도 많이 보고되어 있지는 않지만 몇몇 보고에 따르면 보편적으로 증가되어 있다고 알려져 있는데, 이는 아마도 병측 귀의 전정기관 및 신경의 과도한 흥분 및 민감도 증가와 중추기관의 보상작용에 의한 것으로 보고 있다(Lee et al., 2017; Manzari et al., 2011; Manzari et al., 2013).

메니에르병과 유사하게 내림프공간의 확장(endolymphatic hydrops)의 병태생리 기전을 갖는 펜드레드증후군 혹은 DFNB4 난청 환자들에서 비디오두부충동검사 결과에 대한 보고도 있었다(Jung et al., 2017). Jung 등에 의하면 *SLC26A4* 유전자의 상염색체 열성의 돌연변이를 가지고 있는 비증후군성난청환자(DFNB4)에서 온도안진검사가 정상으로 나온 6명의 환자 모두에서는 비디오두부충동검사 이득값이 정상이었고, 온도안진검사가 비정상인 4명의 환자에서는 단 1명의 환자만이 이득값이 감소해 있었다. 동일한 연구에서 총 76명의 메니에르병 환자 중 온도안진검사에서 이득이 감소한 55명의 환자 중 25명(45.5%)에서 비디오두부충동검사의 이득값이 감소하여 있었고, 온도안진검사가 정상인 21명의 환자에서 6명(28.6%)이 비디오두부충동검사의 이득값이 감소해 있었다. 온도안진검사의 결과를 기준으로 메니에르병의 진단에 대한 민감도를 계산해보면 DFNB4 환자는 25%, 메니에르병은 46%밖에 되지 않았다. 이처럼 급성전정신경염에 비해 내림프액의 확장을 유사한 병태생리로 갖는 메니에르병, 펜드레드증후군, 그리고 DFNB4 난청 환자에서 비디오두부충동검사의 민감도는 상대적으로 낮기 때문에 진단 목적으로는 큰 의미를 두지 않는 것이 좋다. 또한 이러한 이유로 어지럼증의 진단에 있어서 메니에르병과 편두통성어지럼증의 경우 비디오두부충동검사 검사보다는 온도안진검사를 먼저 시행하는 것이 경제적으로 더 이익이 된다는 보고도 있다(Rambold, 2015).

8.3 결론

비디오두부충동검사는 메니에르병에서 진단의 보조적인 목적 혹은 질병의 경과에 대한 정보를 얻는 목적으로 시행될 수 있다. 하지만 메니에르병의 활성도나 단계에 따라서 검사의 결과값이 다르게 나올 수 있기 때문에 결과의 해석에 주의를 필요로 한다. 따라서 메니에르병의 임상적 증상과 청력검사를 바탕으로 비디오두부충동검사뿐만 아니라 온도안진검사를 비롯한 다른 전정기능검사의 결과를 종합적으로 분석하여 환자의 상태를 평가해야 할 것이다.

참고문헌

1. Blodow, A., Heinze, M., Bloching, M.B., von Brevern, M., Radtke, A., and Lempert, T. (2014). Caloric stimulation and video-head impulse testing in Meniere's disease and vestibular migraine. Acta oto-laryngologica *134*, 1239-1244.
2. Blodow, A., Pannasch, S., and Walther, L.E. (2013). Detection of isolated covert saccades with the video head impulse test in peripheral vestibular disorders. Auris, nasus, larynx *40*, 348-351.
3. Curthoys, I.S., Blanks, R.H., and Markham, C.H. (1977). Semicircular canal radii of curvature (R) in cat, guinea pig and man. Journal of morphology *151*, 1-15.
4. Hullar, T.E., Della Santina, C.C., Hirvonen, T., Lasker, D.M., Carey, J.P., and Minor, L.B. (2005). Responses of irregularly discharging chinchilla semicircular canal vestibular-nerve afferents during high-frequency head rotations. Journal of neurophysiology *93*, 2777-2786.
5. Jung, J., Suh, M.J., and Kim, S.H. (2017). Discrepancies between video head impulse and caloric tests in patients with enlarged vestibular aqueduct. The Laryngoscope *127*, 921-926.
6. Lee, S.U., Kim, H.J., Koo, J.W., and Kim, J.S. (2017). Comparison of caloric and head-impulse tests during the attacks of Meniere's disease. The Laryngoscope *127*, 702-708.
7. Manzari, L., Burgess, A.M., MacDougall, H.G., Bradshaw, A.P., and Curthoys, I.S. (2011). Rapid fluctuations in dynamic semicircular canal function in early Meniere's disease. European archives of oto-rhino-laryngology : official journal of the European Federation of Oto-Rhino-Laryngological Societies *268*, 637-639.
8. Manzari, L., MacDougall, H.G., Burgess, A.M., and Curthoys, I.S. (2013). New, fast, clinical vestibular tests identify whether a vertigo attack is due to early Meniere's disease or vestibular neuritis. The Laryngoscope *123*, 507-511.
9. Martinez-Lopez, M., Manrique-Huarte, R., and Perez-Fernandez, N. (2015). A Puzzle of Vestibular Physiology in a Meniere's Disease Acute Attack. Case reports in otolaryngology *2015*, 460757.
10. McCall, A.A., Ishiyama, G.P., Lopez, I.A., Bhuta, S., Vetter, S., and Ishiyama, A. (2009). Histopathological and ultrastructural analysis of vestibular endorgans in Meniere's disease reveals basement membrane pathology. BMC ear, nose, and throat disorders *9*, 4.
11. McCaslin, D.L., Rivas, A., Jacobson, G.P., and Bennett, M.L. (2015). The dissociation of video head impulse test (vHIT) and bithermal caloric test results provide topological localization of vestibular system impairment in patients with "definite" Meniere's disease. American journal of audiology *24*, 1-10.
12. Park, H.J., Migliaccio, A.A., Della Santina, C.C., Minor, L.B., and Carey, J.P. (2005). Search-coil head-thrust and caloric tests in Meniere's disease. Acta oto-laryngologica *125*, 852-857.

13. Rambold, H.A. (2015). Economic management of vertigo/dizziness disease in a county hospital: video-head-impulse test vs. caloric irrigation. European archives of oto-rhino-laryngology : official journal of the European Federation of Oto-Rhino-Laryngological Societies *272*, 2621-2628.

14. Tsuji, K., Velazquez-Villasenor, L., Rauch, S.D., Glynn, R.J., Wall, C., 3rd, and Merchant, S.N. (2000). Temporal bone studies of the human peripheral vestibular system. Meniere's disease. The Annals of otology, rhinology & laryngology. Supplement *181*, 26-31.

CHAPTER 09

Troubleshooting

김현지, 김규성

학습목차

9.1 서론

비디오두부충동검사는 육안으로 간단히 시행하던 두부충동검사를 정량적으로 평가할 수 있고 나안으로는 평가하기 어려웠던 비현성신속안구운동(covert saccade)을 분석할 수 있다는 점, 그리고 세 개의 반고리관 각각을 검사할 수 있다는 점에서 임상적 활용도가 높고 장점을 가진다.[1,2] 또한 기존의 전정 안반사 평가 방법들에 비해 높은 주파수를 평가한다는 점에서 현실적인 의미를 가지고 덜 침습적이고 환자 친화적인, 비교적 간편한 검사법이기 때문에 환자의 질병 경과에 따라 주기적으로, 반복적으로 검사할 수 있다.[3]

비디오두부충동검사에서 발생하는 문제들은 크게 두 가지로 분류할 수 있는데 첫 번째는 검사상의 문제로 검사 결과가 신뢰할 만한지, 환자의 상태가 정확히 측정된 것이 맞는지 하는 부분이다. 여기서 발생하는 문제들을 해결하기 위해서는 검사 방법 상의 오류나 결과값에 영향을 줄 수 있는 요소들을 확인하여 배제하는 것이 필요하다. 두번째는 검사 결과 해석의 문제로 질환별로 결과값이 일정하게 나타나는지, 타 검사들과의 관계는 어떠한지, 이득과 교정성 신속 안구운동 중 어떤 지표를 중심으로 접근하여 해석하고 그 결과를 활용할 수 있는지 하는 부분을 넓게 포함하고 있다.

9.2 vHIT 검사에서의 troubleshooting

검사의 기술적인 부분을 고려했을 때 비디오두부충동검사는 직접적으로 안구 움직임을 측정하는 search coil 방법과 비교하여 기술적인 오류에 노출되는 확률이 높은데 이는 고글을 통한 측정, 불완전한 eye-tracking 알고리즘, 상대적으로 낮은 추출확률(sampling rate) 때문이다. 또한 급성기 전정 기능 저하 환자를 평가할 때는 심한 자발 안진이 검사 결과에

영향을 미치는 하나의 noise 요소가 되기도 한다.[4]

부적절한 검사결과(artifact)는 비교적 흔하게 발생하는데 검사자의 숙련도에 따라 약간의 차이는 있겠으나 특정 연구에 따르면 단순한 artifact는 두부충동검사 횟수 전체에서 50% 정도 나타나고 이 중 검사 결과에 직접적인 영향을 끼칠 수 있다고 분류된 것이 1/3까지 이른다고 보고된 바 있다.[4] 또한 이러한 부적절한 검사결과(artifact)는 비디오두부충동검사에서 이상 소견을 보이는 환자에서 정상인 환자에 비해 10~20% 이상 자주 발생하는 것으로 확인되었다.[4,5] 흔하게 나타나는 부적절한 검사 결과는 다음과 같은 것들이 있다.

(1) 머리반동(bounce)(그림 9.1)

Bounce는 검사 중 가장 흔하게 생기는 부적절한 검사결과의 하나로 검사자가 두부 충동 자극의 마지막 부분에서(머리의 회전이 완전히 멈추기 전에) 자극의 반대 방향으로 힘을 가하여 나타나게 되는 머리의 반동(head over shoot)을 나타낸다.

(2) 다수 정점(mini blink)(그림 9.2)

다수 정점은 머리 움직임에 대한 안구 움직임이 2개 이상의 peak점을 갖는 것으로 고글이 직접 또는 간접적으로 움직이게 되어 발생하거나(장비 접촉) 또는 미약한 눈 깜박임이 원인이 된다. 질환의 급성기에 검사 반대 방향으로 향하는 심한 자발 안진이 영향을 주기도 한다.

(3) 안구 추적 떨림(동공 추적 소실, oscillation)(그림 9.3)

안구 추적 떨림은 동공 추적 소실로 인해 발생하는데 이는 검사 환경의 조도(동공의 크기 변화)의 영향을 받을 수 있고, 환자 고유의 생김새(eyelid ptosis, brow ptosis)나 눈썹 화장 상태 등에 영향을 받을 수 있다.

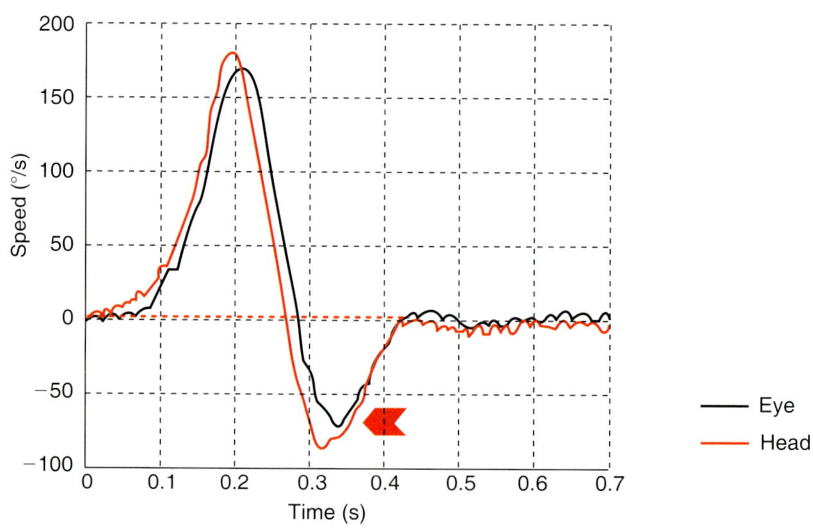

그림 9.1 머리 반동(head overshoot). (Mantokoudis et al. 2015)

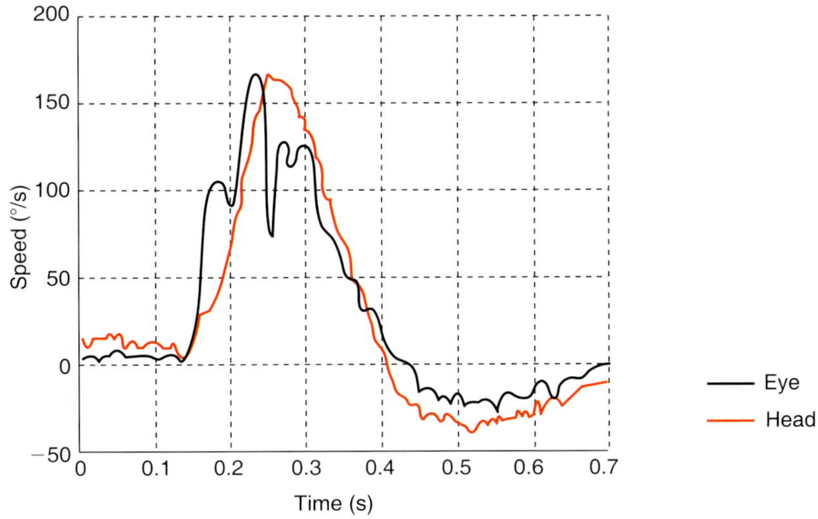

그림 9.2 다수 정점(장비 접촉 또는 미약한 눈 깜박임). (Mantokoudis et al. 2015)

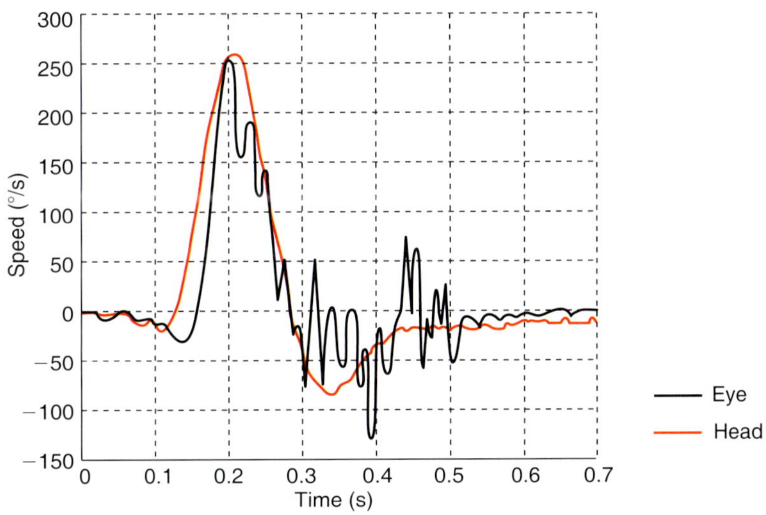

그림 9.3 안구 추적 떨림(동공 추적 소실). (Mantokoudis et al. 2015)

(4) 가성 교정신속안구운동(pseudo-saccades)(그림 9.4)

가성 교정신속안구운동은 머리 회전 중에, 머리 회전 이후에 나타나며 이는 눈 깜박임에 따른 검사 오류이다.

(5) 위상차(느슨한 장비 부착)(그림 9.5)

위상차는 검사 시 장비의 느슨한 부착으로 일어나는데 이는 이득 산출에도 영향을 줄 수 있어 높은 이득값의 원인이 되기도 한다.

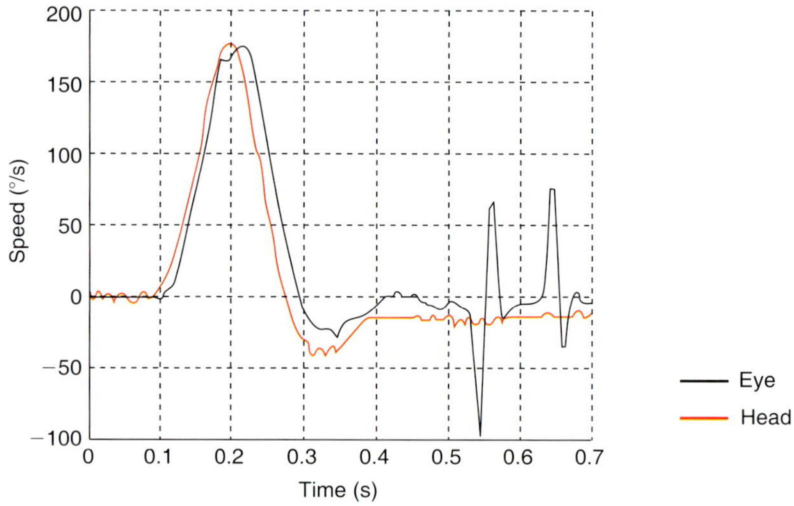

그림 9.4 가성 교정신속안구운동(미약한 눈 깜박임). (Mantokoudis et al. 2015)

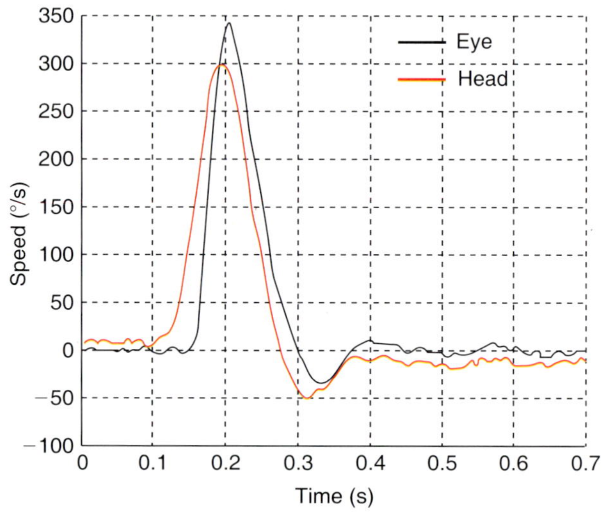

그림 9.5 위상차(느슨한 장비 부착). (Mantokoudis et al. 2015)

(6) 비정상적인 이득 – 높은 이득

부적절한 검사 결과는 이득 산출에 영향을 주기도 하는데 부적절한 안구각 보정으로 인해 높은 이득값이 나타나기도 하고(그림 9.6) 안구에 잘 부착되지 않아 느슨한 경우 적절한 압력이 유지되지 않아 높은 이득값 결과를 보이기도 한다.[6)]

(7) 이득에 영향을 주는 다른 요소들

여러 연구들을 통해 검사 시에 머리 회전 속도가 이득 결과 값에 영향을 주는 것으로 나타났다.[7)] 머리 회전 속도가 충분하지 않을 경우(느릴 경우) 이득 값이 증가하므로 검사 시 머리 회전 속도는 150°/s 이상이 되도록 추천하고 있다.[8,9)] 검사 중에 검사자 손의 위치에

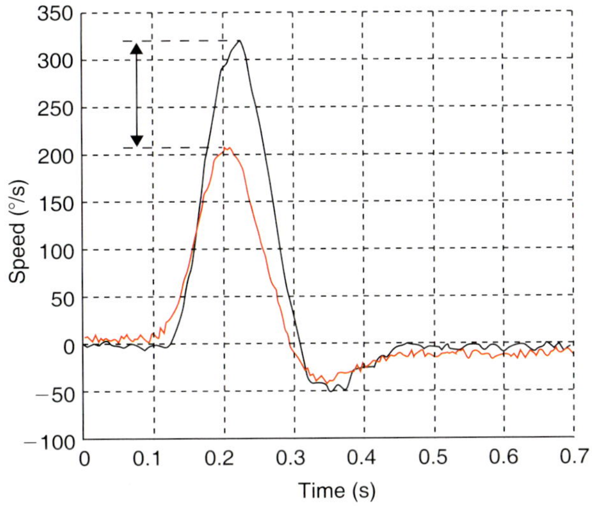

그림 9.6 높은 이득 (부적절한 안구각보정) (Mantokoudis et al. 2015)

따른 이득 값의 변화에 대한 연구도 보고된 바 있는데 Patterson 등[10]에 따르면 턱을 잡고 검사할 때보다 머리에 손을 두고 회전시킬 때가 같은 환자에서 평균 이득값이 유의하게 높았다고 하였으나 또 다른 연구에서는 머리를 잡고 회전시킬 경우 부적절한 검사결과(artifact)의 발현 확률이 유의하게 적었다고 보고한 바 있다.[11]

전정안구반사 소실 시 나타나는 비정상적인 비디오두부충동검사 결과는 이득 저하만 나타나는 경우, 이득 저하와 함께 비현성신속안구운동만 나타나는 경우, 이득저하와 현성신속안구운동이 함께 나타나는 경우, 이득저하와 비현성, 현성신속안구운동이 혼재되어 나타나는 경우 등으로 나눌 수 있는데, 이 중 재고정신속안구운동 없이 이득 저하만 나타나는 경우는 매우 드물며, 이득 저하와 함께 현성신속안구운동과 비현성신속안구운동이 혼재해서 나타나는 경우가 가장 흔하게 나타나는 경우이다. 이득과 재고정신속안구운동 두 가지 지표의 질병에 따른 기여도 혹은 검사방법, 검사 시기에 따른 변화에 대해서는 더 많은 연구가 필요하며 현재도 많은 임상 연구들이 진행되고 있다.

말초전정기능소실의 경우 비디오두부충동검사에서 이득의 감소와 재고정신속안구운동의 발현으로 나타나는데 메니에르병의 경우 온도안진검사와 비디오두부충동검사 결과 간에 뚜렷한 차이를 보인다.[12,13] 메니에르병 환자에서 온도안진검사에 비해 비디오두부충동검사에서 전정기능 소실을 보이는 경우는 매우 적다. 말초성 전정기능 소실 환자의 경우, 재고정신속안구운동의 유무가 이득의 저하보다 신뢰할 만하다는 연구 결과도 있으나[14] 이득의 저하와 현성 재고정신속안구운동이 함께 나타나는 경우가 가장 흔하게 나타나며 전정기능 소실 정도를 재고정신속안구운동 유무로 정량화하기 어렵다는 단점이 있다.

비디오두부충동검사 결과에 영향을 줄 수 있는 또 다른 요소로 검사 연령을 들 수 있다.[15,16] 70세 이하에서보다 70세 이상에서 유의하게 높은 재고정신속안구운동이 관찰되었다는 보고가 있었고,[7,17] 정상인을 포함한 연구에서 연령에 따른 이득값에는 변화가 없었다는 연구 결과도 있었다.[8] 이에 대해서는 앞으로도 대규모 인원을 대상으로 한 추가 연구가 필요할 것으로 보인다.

9.3 결론

Artifact는 비디오 두부충동검사에서 비교적 흔하게 경험하는 것으로 이는 대부분이 검사자(examiner)에 의한 것이 많으므로 부적절한 검사 결과를 최소화하기 위해서는 검사실마다 타겟 거리, 회전 방향, 속도, 손의 위치 등 검사 방법에 대한 고유의 protocol을 가지고 정확한 보정(calibration) 후에 숙련도 있는 검사자에 의해 검사를 진행하는 것이 중요하다. 또한 결과 해석 시에는 질환에 따른 검사 결과의 차이점을 고려해야 하며 이득과 재고정신속안구운동에 대한 상호보완적인 접근과 해석이 필요하다고 하겠다. 여러 질환에서 나타나는 비디오두부충동검사의 결과에서 이득과 재고정신속안구운동이 각각 가지는 세부적인 임상적 의미와 역할에 대해서는 아직 많은 연구들이 더 필요할 것으로 생각된다.

참고문헌

1. Weber KP, Aw ST, Todd MJ, McGarvie LA, Curthoys IS, Halmagyi GM. Head impulse test in unilateral vestibular loss: vestibulo-ocular reflex and catch-up saccades. Neurology. 2008;70(6):454-63.
2. Halmagyi GM, Aw ST, Cremer PD, Curthoys IS, Todd MJ. Impulsive testing of individual semicircular canal function. Ann N Y Acad Sci. 2001;942:192-200.
3. MacDougall HG, Weber KP, McGarvie LA, Halmagyi GM, Curthoys IS. The video head impulse test: diagnostic accuracy in peripheral vestibulopathy. Neurology. 2009;73(14):1134-41.
4. Mantokoudis G, Saber Tehrani AS, Kattah JC, Eibenberger K, Guede CI, Zee DS, et al. Quantifying the vestibulo-ocular reflex with video-oculography: nature and frequency of artifacts. Audiol Neurootol. 2015;20(1):39-50.
5. Mantokoudis G, Saber Tehrani AS, Wozniak A, Eibenberger K, Kattah JC, Guede CI, et al. Impact of artifacts on VOR gain measures by video-oculography in the acute vestibular syndrome. J Vestib Res. 2016;26(4):375-85.
6. Suh MW, Park JH, Kang SI, Lim JH, Park MK, Kwon SK. Effect of Goggle Slippage on the Video Head Impulse Test Outcome and Its Mechanisms. Otol Neurotol. 2017;38(1):102-9.
7. Matino-Soler E, Esteller-More E, Martin-Sanchez JC, Martinez-Sanchez JM, Perez-Fernandez N. Normative Data on Angular Vestibulo-Ocular Responses in the Yaw Axis Measured Using the Video Head Impulse Test. Otology & Neurotology. 2015;36(3):466-71.
8. McGarvie LA, MacDougall HG, Halmagyi GM, Burgess AM, Weber KP, Curthoys IS. The Video Head Impulse Test (vHIT) of Semicircular Canal Function - Age-Dependent Normative Values of VOR Gain in Healthy Subjects. Front Neurol. 2015;6:154.
9. McGarvie LA, Martinez-Lopez M, Burgess AM, MacDougall HG, Curthoys IS. Horizontal Eye Position Affects Measured Vertical VOR Gain on the Video Head Impulse Test. Front Neurol. 2015;6:58.
10. Patterson JN, Bassett AM, Mollak CM, Honaker JA. Effects of Hand Placement Technique on the Video Head Impulse Test (vHIT) in Younger and Older Adults. Otol Neurotol. 2015;36(6):1061-8.
11. Mantokoudis G, Tehrani AS, Xie L, Eibenberger K, Eibenberger B, Roberts D, et al. The video head impulse test during post-rotatory nystagmus: physiology and clinical

implications. Exp Brain Res. 2016;234(1):277-86.

12. Blodow A, Heinze M, Bloching MB, von Brevern M, Radtke A, Lempert T. Caloric stimulation and video-head impulse testing in Meniere's disease and vestibular migraine. Acta Otolaryngol. 2014;134(12):1239-44.
13. Manzari L, Burgess AM, MacDougall HG, Bradshaw AP, Curthoys IS. Rapid fluctuations in dynamic semicircular canal function in early Meniere's disease. Eur Arch Otorhinolaryngol. 2011;268(4):637-9.
14. Korsager LEH, Schmidt JH, Faber C, Wanscher JH. Reliability and comparison of gain values with occurrence of saccades in the EyeSeeCam video head impulse test (vHIT). Eur Arch Otorhinolaryngol. 2016;273(12):4273-9.
15. Yang CJ, Lee JY, Kang BC, Lee HS, Yoo MH, Park HJ. Quantitative analysis of gains and catch-up saccades of video-head-impulse testing by age in normal subjects. Clin Otolaryngol. 2016;41(5):532-8.
16. Kim TH, Kim MB. Effect of aging and direction of impulse in video head impulse test. Laryngoscope. 2018;128(6):E228-E33.
17. Anson ER, Bigelow RT, Carey JP, Xue QL, Studenski S, Schubert MC, et al. Aging Increases Compensatory Saccade Amplitude in the Video Head Impulse Test. Front Neurol. 2016;7:113.

찾아보기

한글 찾아보기

영어 찾아보기

O

P

R

S

T

V

W

기타

임상의를 위한

비디오두부충동검사

VIDEO HEAD IMPULSE TEST for Clinicians

첫째판 1쇄 인쇄 2019년 2월 22일

지은이 대한이과학회
발행인 채성원
편집인 남성일
발행처 대한이과학회
(우) 06733 서울시 서초구 서운로 11, 1212호(서초동, 서초대우디오빌)
전화 (02)555-5058 이메일 otology@otologicsociety.or.kr
홈페이지 www.otologicalsociety.or.kr

출판사 세종의학
(우) 07711 서울시 강서구 화곡로 111, 6층(화곡3동, 스카이빌딩)
전화 (02)2604-5323 이메일 pjy5322@naver.com
홈페이지 www.sjmedi.com
정가 28,000원

* 파본은 교환하여 드립니다.
* 검인은 저자와의 합의하에 생략합니다.

ISNB 979-11-89316-07-5 (93510)

이 도서의 국립중앙도서관 출판예정도서목록(CIP)은 서지정보유통지원시스템 홈페이지(http://seoji.nl.go.kr)와 국가자료종합목록시스템(http://www.nl.go.kr/kolisnet)에서 이용하실 수 있습니다. (CIP제어번호: CIP2019005213)